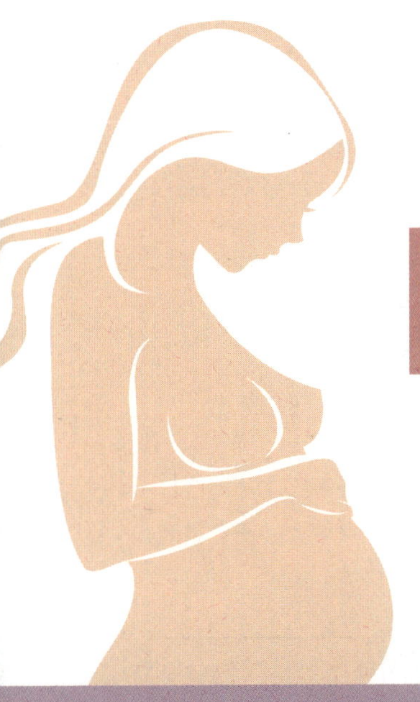

# 呵护女性健康三保

## 保乳房·保卵巢·保子宫

主编 赵步长 伍海勤

全国百佳图书出版单位
中国中医药出版社
·北京·

**图书在版编目（CIP）数据**

呵护女性，健康三保：保乳房、保卵巢、保子宫 / 赵步长，伍海勤主编 .— 北京：中国中医药出版社，2023.6

ISBN 978-7-5132-8123-2

Ⅰ. ①呵… Ⅱ. ①赵… ②伍… Ⅲ. ①乳房—保健 ②子宫—保健 ③卵巢—保健 Ⅳ. ① R655.8 ② R711.74

中国国家版本馆 CIP 数据核字（2023）第 067569 号

**中国中医药出版社出版**

北京经济技术开发区科创十三街 31 号院二区 8 号楼

邮政编码 100176

传真 010-64405721

山东临沂新华印刷物流集团有限责任公司印刷

各地新华书店经销

开本 710×1000 1/16 印张 14.5 字数 190 千字

2023 年 6 月第 1 版 2023 年 6 月第 1 次印刷

书号 ISBN 978-7-5132-8123-2

定价 88.00 元

网址 www.cptcm.com

**服务热线 010-64405510**

**购书热线 010-89535836**

**维权打假 010-64405753**

**微信服务号 zgzyycbs**

**微商城网址 https://kdt.im/LIdUGr**

**官方微博 http://e.weibo.com/cptcm**

**天猫旗舰店网址 https://zgzyycbs.tmall.com**

如有印装质量问题请与本社出版部联系（010-64405510）

《呵护女性，健康三保——保乳房、保卵巢、保子宫》

# 编 委 会

## 主 编

赵步长 伍海勤

## 副主编

贺丰杰 李 楠 王益民 王 勇

## 编 委

（按姓氏笔画排序）

王海静 王蓓蓓 田 博 白 俊 邢晓苑

吉 娜 朱虹丽 刘文君 刘丽秀 李 翡

杨丽丽 张君蕾 陈秀莲 陈 梅 庞 羽

赵小云 侯俊明

## 配 图

杨嘉雪

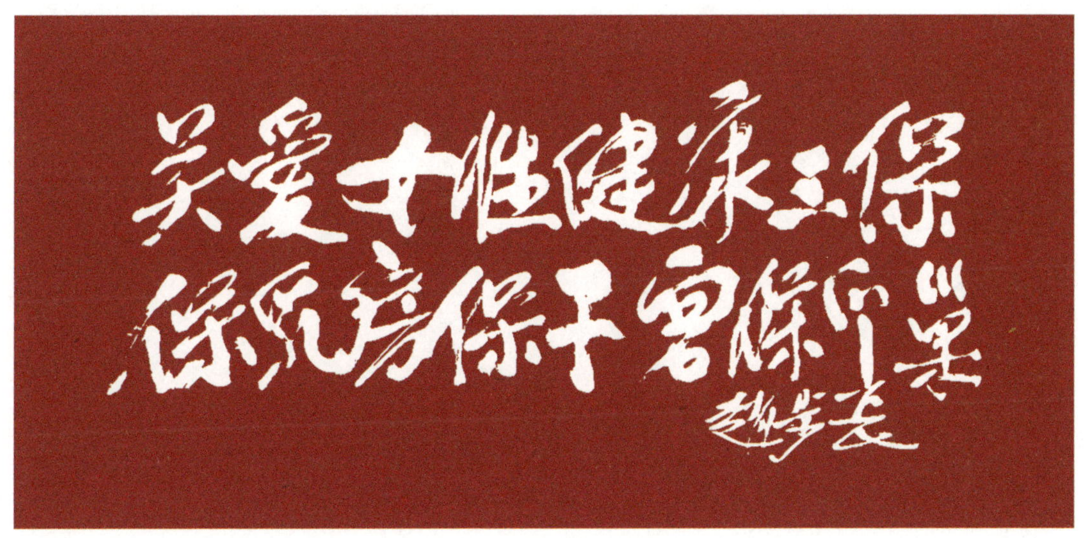
关爱女性健康三保
保乳房保子宫保卵巢

# 序 言

PREFACE

女人无疑是伟大的，因为女人造就了人类。

从很久以前到现在，人类的繁衍，是从一个女人离开生她养她的“娘家”开始的。她们放弃了婚前的无忧无虑，义无反顾地嫁到一个陌生的地方，生儿育女、操持家务，从此度过漫长人生。

从生理学上讲，女人具有区别于男人的特征，如具有女性生殖系统、具有女人的气质和阴柔之美。

不同于男人的这些区别归于卵巢的作用。卵巢是女人一辈子最私密的伙伴，它状如板栗，位于子宫两侧，虽然给女人们带来月经这样的烦恼，但却行使着许多重要功能，最重要的便是排卵和产生性激素，这会让女人更青春、更健康、更美丽。但是人们却给卵巢冠以“多事之秋、是非之地”之名，之所以谓之多事，莫过于卵巢肿瘤的问津。卵巢肿瘤发病率不断增高，从未出生的胎儿到90岁高龄的女性都有相关病例，其种类之多常常使人难以分别，病死率也居高不下。早期的卵巢肿瘤往往没有任何征兆，使得相当一部分病人在诊断时就已经到了晚期，这是一种悲哀！显然，定期的专科及辅助检查是非常必要的。

子宫，顾名思义，是女性体内一座供子嗣后代暂时居住的宫殿。是孕育新生命的地方，胎儿在这里过着“冬暖夏凉、衣食无忧”的生活，子宫也是女性月经的发源地，这些足以使子宫地位显赫，于是，人们尊称其为“子宫娘娘”。但是子宫的两个不干净的“邻居”却在不间断地连累着子宫，前方有膀胱排尿，后方有直肠排便，这种“阴暗潮湿”的环境往往使子宫“伤痕累累、疾病缠身”。

乳房是女人引以为自豪的“第二张脸”，成语“昂首挺胸”实际上是属于女人的。法国哲学家卢梭认为，女性的胸部美对于女性自身的完美是很重要的。当然，女性乳房重要的不是大小，而是是否健康。如果乳房不小心患上疾病，就是医生说的乳腺疾病，不仅影响女性魅力，而且会影响女性身心健康。因此只有用心去保护，才能增添女性的魅力。

对于女性来说，卵巢、子宫及乳房的重要性显而易见，有鉴于此，赵步长先生2012年提出了“保乳房、保卵巢、保子宫”的“三保”理念，不仅保护器官，更要保护器官功能，保护女性生理，保护女性的自尊和完美，保护和谐家庭。

本书以《呵护女性，健康三保》作为书名，从女性的身体谈起，营救卵巢，保护女性靓丽之“根”；拯救子宫，保卫人类的绚丽“宫殿”；拯救乳房，保护女性魅力的“第二张脸”；健康私密，保持女性天使般的纯净，最终唤醒人们关爱女性，参与“三保”，与我们一起行动。

贺丰杰

2023年2月

# 前 言

FOREWORD

“女人是水做的”，不仅仅是形容女性的眼泪多，更多的是形容女性的似水柔情和纤弱细小，同时又说女人如花，说明女性除了娇艳美丽，同时还有着脆弱的一面。

由于女性自身的特点以及不同年龄段的女性有不同的生理特征，也就使大多数女性都可能会遭受不同疾病的困扰。因此，女性朋友们在日常生活中要了解健康的标准和常见病的早期症状，定期做妇科检查，养成良好的生活习惯，保证生活有规律。在了解了自己的身体和学习了正确的医学知识后，一旦自身患了妇科疾病，能正视疾病，保持积极健康的心态，不过分担心和病急乱投医，争取做到早发现、早诊断、早治疗，这样才能远离妇科种种疾病，才能健康绽放女性魅力。

女性是人类社会的“半边天”，在现代社会的政治、经济、文化领域中起着重要的作用，更是担负着延续人类社会的重任，哺育了一代代的新生命，推动着历史前进。女性的健康关乎着家庭的幸福、社会的发展。因此，我们要关爱女性，做好“三保”。本书分上下两篇，上篇详细讲述了女性的身体构造和各年龄段的生理特点；下篇主要讲述了各种妇科疾病的相关知识，从症状、预防措施、注意事项、治疗方法等方面进行阐述，具有较高的实用性。本书在丰富读者妇科疾病方面的知识的同时还能使读者建立正确的疾病观，日常做好妇科疾病的预防。

编　者

2023年3月

# 目 录

Contents

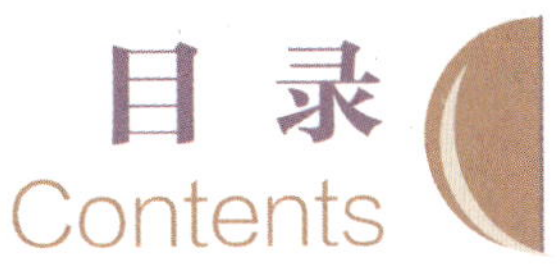

## 上篇 生命的乐章　人类的家园



## 下篇 女性的伤痛　人类的呼唤

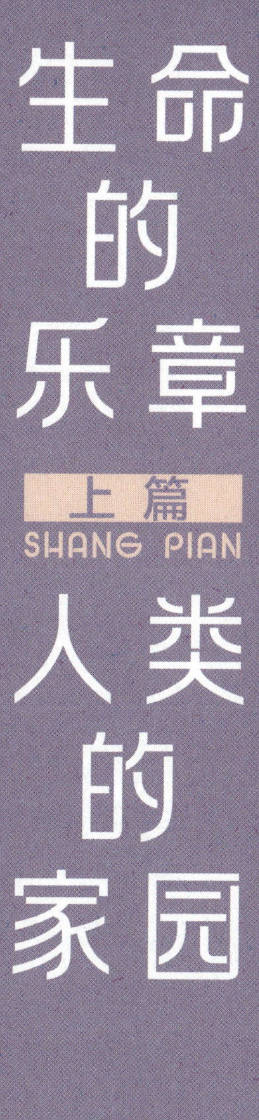

# 生命的乐章

## 上篇

SHANG PIAN

## 人类的家园

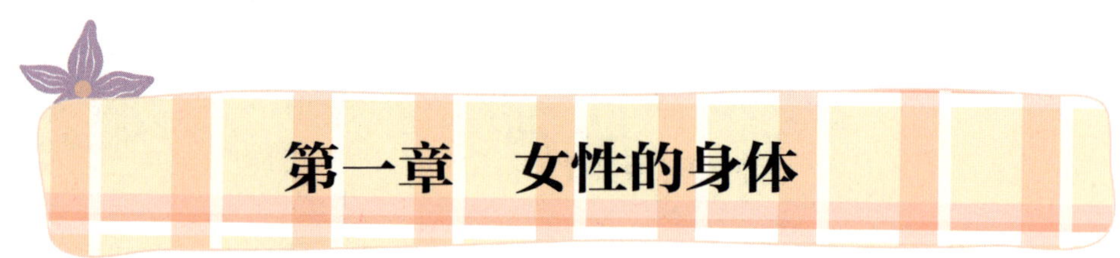

# 第一章　女性的身体

在人类生活中，当一个带X染色体的精子与卵子结合时，一个伟大的女性便诞生了。从此，世界万物就因女人的出现而绚丽多彩。女性的身体好像是有许多秘密的花园，我们不妨试着探究一下这个隐秘而有生命的躯体。

## 第一节　女性生殖系统的结构和功能

婴儿出生的那一刻，我们就能从生殖器的样子判断其性别了。女性的生殖器官由“一眼能见”的外露部分和“曲径通幽”的内藏部分共同构成，简而言之，包括了外生殖器和内生殖器两部分。像我们身体其他部位一样，生殖器外露部分长什么样子照照镜子就能看清，而内生殖器藏于体内（骨盆腔内），是需要借助一些特殊的方式才能观察到它的真面目。内生殖器不像外生殖器表现于外，它位于骨盆腔内，周围还有很多好“邻居”和睦相处，比如尿液运输的生命线——输尿管、排尿系统的蓄水池——膀胱、肠道有益菌的避风港——阑尾、“便便”的制造商——乙状结肠和排放器——直肠。它们都有自己独一无二的本领，有条不紊地安排着每天的工作，彼此之间互不干扰，但是不管是谁生了病或惹了点小麻烦，都可能牵一发而动全身，在盆腔内引起可大可小的震荡。

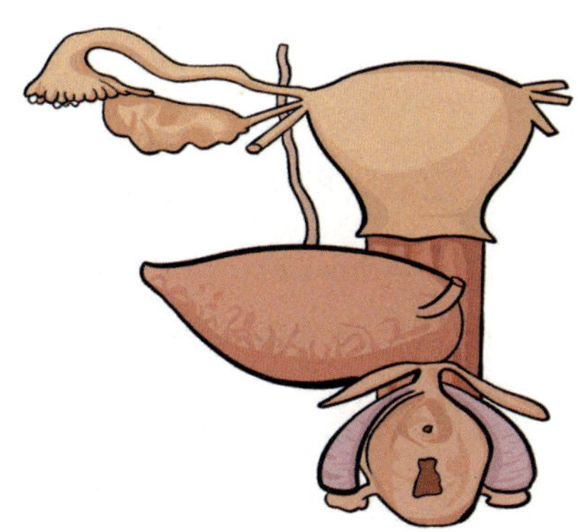

图1-1 女性生殖系统

## 一、女性外生殖器

外生殖器是生殖器官外露在身体外表的那部分（图1–2中红色线条包含的区域），医学上称之为外阴，很多女性把这里叫作“私处”，更有“秘密花园”之名。它位于两腿根部内侧之间，包含了阴毛、大阴唇、小阴唇、阴蒂、尿道口、阴道口、前庭大腺等重要的结构。

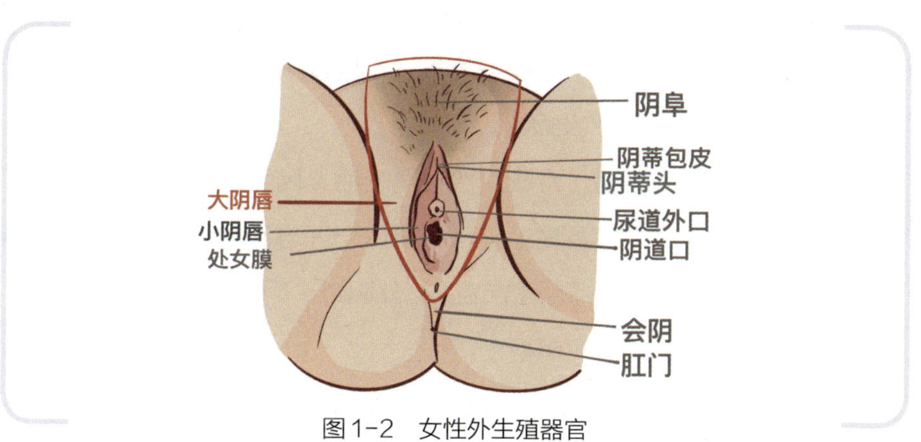


图1-2 女性外生殖器官

### 1. 隐晦的“毛”——阴毛

每个人身上都会长毛毛，比如汗毛、睫毛、头发、腋毛、阴毛，其中唯有阴毛是言谈中一个很隐晦的名词。从本质上讲，阴毛与身体其他部位的毛发在结构组成上无两样，只是它覆盖在生殖器上，因此就带有一些神秘的色彩。

女性的阴毛生长在外生殖器阴阜及大阴唇表面，看上去像是一个尖端朝下的倒三角形，很规整。青春期以后，受到卵巢和肾上腺分泌的雄激素的影响逐渐生长起来，它的出现代表着器官功能的成熟，随着年龄增长，人体器官老化，阴毛会像我们的头发一样变白、脱落、变得稀少。

阴毛的形态受基因、种族、激素水平的不同存在个体差异，与别人长的不同不足为奇，有些女性的阴毛颜色黑、粗硬、浓密、有光泽、卷曲，可以延伸到大腿根部及肛门周围，而有的女性的阴毛相对并不茂盛，纤细柔软。

作为隐晦的毛必然有它的“个性”。首当其冲是防御保护，为娇嫩的外阴披上一层铠甲，可辅助抵挡一些病原体对生殖器官的入侵。试想，如果没有阴毛的保护，骑车、走路等活动早就把外阴皮肤擦破了，减少摩擦避免损伤方面阴毛的作用是很大的。外阴本来就是一个私密之地，在两条大腿之间，位置隐蔽，加之衣物的覆盖，皮肤的呼吸排泄都是一个大问题。还好阴毛这个小助手“撑起一片天”，使汗液和分泌物及时挥发，让“秘密花园”清爽舒适，呼吸顺畅。

成也阴毛，败也阴毛。有些女性毛发旺盛，因为阴毛这层“小皮草”般的存在使阴部环境更加温暖。可是病原体正好也喜欢待在如此“暧昧”的环境里，倘若不注意外阴的清洁卫生，外阴炎、阴道炎就会找上门。

### 2. 女性健康的护卫——阴唇

阴唇作为女性外生殖器的一部分，包括大阴唇和小阴唇两部分。它们如同门神般护卫着尿道口和阴道口，不让细菌、病毒和其他有害微生物由此侵入。

大阴唇是一对纵行隆起、饱满具有弹性的皮肤皱襞，左右各一，皮肤内含有皮脂腺和汗腺，皮下脂肪和静脉丛很丰富。儿童时期，尚未发育的两片阴唇自然合拢，中间稍有缝隙，皮肤表面光滑。青春期后，受体内激素的影响，大阴唇变得肥厚，逐渐向成人型发育。外侧面开始长出阴毛，色素沉着使得外阴颜色加深，皮肤表面的皮脂腺分泌油脂，以保持这一部位润滑。内侧平整、光滑、湿润、无毛。经历分娩后的大阴唇自然分开，中间间隙增大，当绝经以后，阴唇逐渐萎缩变薄。

小阴唇位于大阴唇内侧，也为两片，儿童时期的小阴唇常呈闭合状态，青春期后开始变肥厚，表面光滑湿润、微红、富含皮脂腺，无阴毛覆盖，神经丰富，因此感觉十分敏锐。当性兴奋时，小阴唇会充血肿胀。每个女性的小阴唇大小、形状都不相同，就像世上没有两片外观完全相同的树叶一样。有的小阴唇被大阴唇覆盖，有的小阴唇超过了大阴唇而延伸到大阴唇外，有的一边大一边小，并不对称，这些都属于正常现象。

阴唇虽小，却也不容小觑。它既是抵御泌尿生殖系统感染的第一道屏障，也是女性健康的一面镜子。如果不悉心照顾，则可能引发多种妇科疾病。婴幼儿外阴护理不当，可能出现小阴唇粘连进而出现尿液变细、分叉以及尿线方向改变等排尿异常。不注意局部卫生，则可能出现外阴红肿、糜烂、出血、瘙痒等炎症表现；骑车、翻越障碍物、硬物损伤外阴则容易造成外阴血肿。

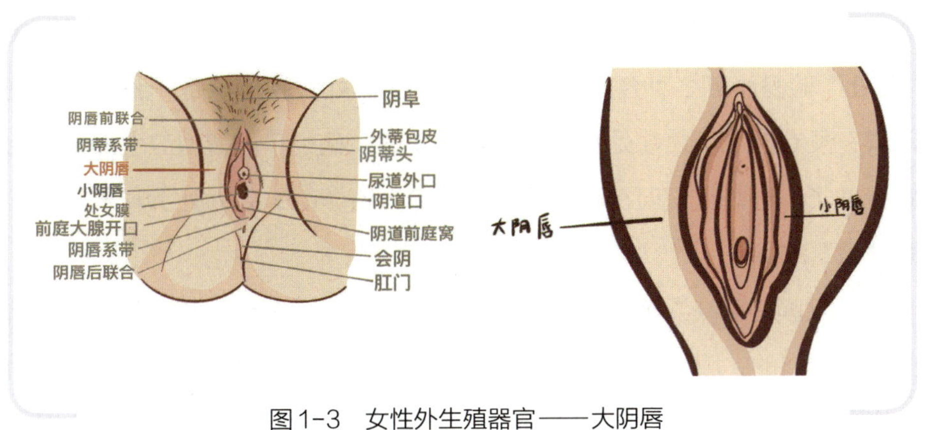


图1-3 女性外生殖器官——大阴唇

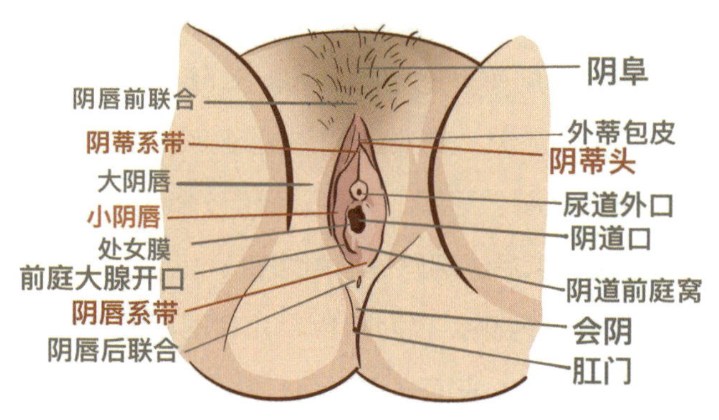


图1-4　女性外生殖器官——小阴唇

### 3. 让尿道炎爱上你的办法——不讲卫生

尿道外口与阴道口在位置上是一个上与下的关系，都在阴道前庭的区域内。阴道前庭就像一叶扁舟，两端狭窄，中间宽大，尿道外口位于上方。相比男性尿道，女性的尿道短而宽，长度只有3~5cm，外阴地处温暖潮湿地带，细菌最易滋生、繁殖，如不及时清洁外阴、更换内裤，尿液、阴道分泌物以及残留粪便混杂在一起，极易使细菌侵入尿道，宽而短的特点在病原体面前简直就是“通天大道”，一路向上更容易。一旦尿路感染，轻则尿频、尿痛、尿急、灼烧感，重则发热、腰酸等。

### 4. 所谓“贞洁”的代名词——处女膜

一说到处女膜，很多人第一反应就是女子贞洁问题。从以新婚之夜“见红”验身，到各种各样千奇百怪的认知：处女膜应该是一张完全封闭的膜，没有性生活之前处女膜应该是完整的，使用了内置型卫生棉条处女膜就破了。这些认识现在看来都是令人啼笑皆非的，因为处女膜本身就该是“破”的。

处女膜是环绕在阴道口周边的一层较薄的黏膜皱襞，并不是完全遮盖整个阴道口的，膜中央有一个孔，这就是处女膜孔。月经期间经血就是由这个孔排出。黏膜内含有结缔组织、血管及神经末梢。所以，当处女膜破裂的时候，常会有少量流血和疼痛。

处女膜孔的形状可以说是千姿百态，有圆形、椭圆形、新月形、环形、筛状或伞状等。孔的大小差异也很大，大一点可以容纳两根手指进入，小的则一根手指也不能通过，还会影响月经血流出。还有一种特殊的现象是处女膜完全覆盖在阴道口，中间没有孔隙，初潮后经血积存于阴道内不能排出，继而扩展到子宫，形成阴道子宫积血，表现为：不来月经，逐渐加重的周期性下腹疼痛，下腹部包块，严重时积血压迫可出现便秘、肛门下坠、尿频、排尿不尽等症状，这一现象称为处女膜闭锁，也叫无孔处女膜，是需要手术治疗的。

### 5. 难言之肿痛——前庭大腺

前庭大腺，又称巴氏腺，位于大阴唇后部，是一对黄豆粒大小的腺体，左右各一，具有分泌黏液营养滋润阴道口的作用，腺管细长（1~2cm），开口在阴道口5点和7点的位置，当性兴奋时会分泌黄白色黏液起润滑作用，正常情况下看不到也触摸不到。如果因腺管口闭塞引流不畅，造成分泌物积聚，就会在大阴唇后方形成一个可大可小的囊肿，小一点的囊肿没有症状，较大的囊肿就会引起外阴肿胀不适、行走摩擦感，妇科检查时就可以看到和触摸到。

还有一种更剧烈肿痛，就是前庭大腺脓肿。鼓起一个大包，疼得不能触碰，皮肤火辣辣的感觉，走路困难，坐立不安，严重者“包”可以长到鸡蛋大小，压一压还有波动的感觉，甚至出现发热，淋巴结肿大的情况。这种现象就是发生脓肿了，也就是囊里面装的都是脓。这是由于病原体侵入前庭大腺引起的炎症反应，腺管开口因为发炎肿起来，或者脓液太黏、太多不能引流而在局部形成了脓包。有的脓包自己会破溃流出脓液，有的脓包则需要切开引流。

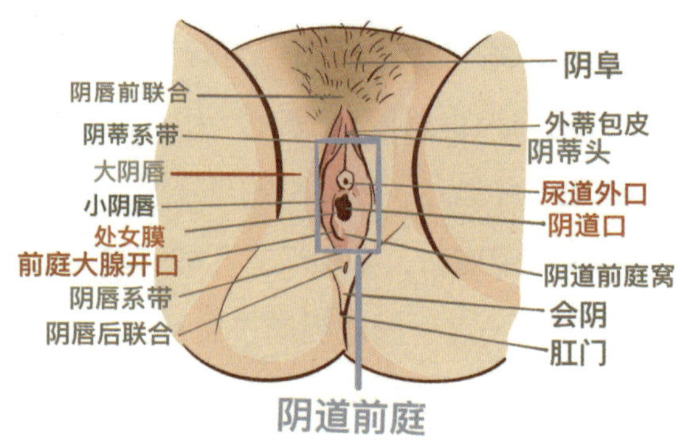


图1-5　女性外生殖器官——尿道口、阴道口

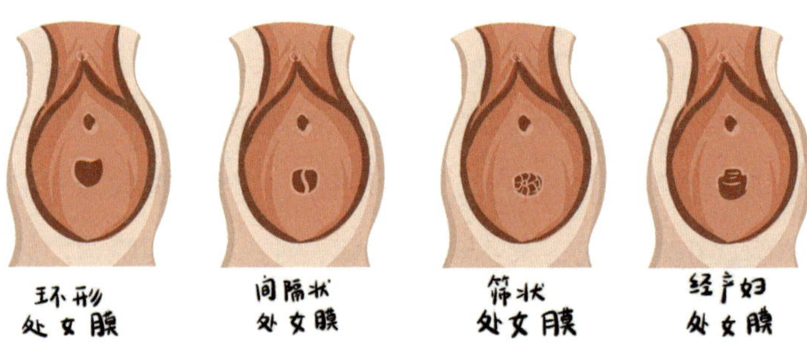


图1-6　不同形态的处女膜

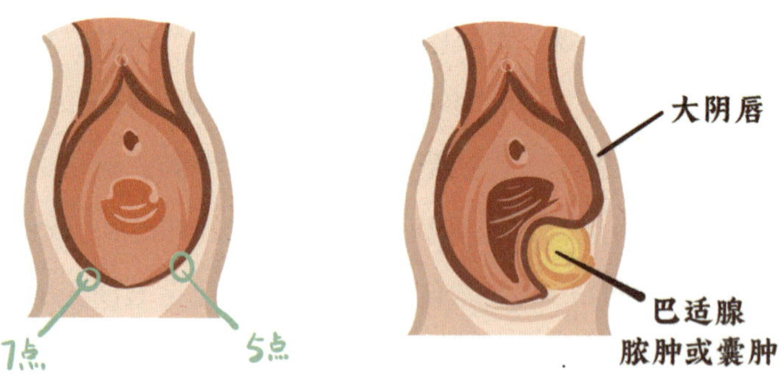


图1-7　前庭大腺（5点、7点）　图1-8　前庭大腺脓肿或囊肿

## 二、女性内生殖器

女性内生殖器藏于体内，包括阴道、子宫、输卵管及卵巢，子宫两侧的输卵管和卵巢被称为子宫附件，简称“附件”。

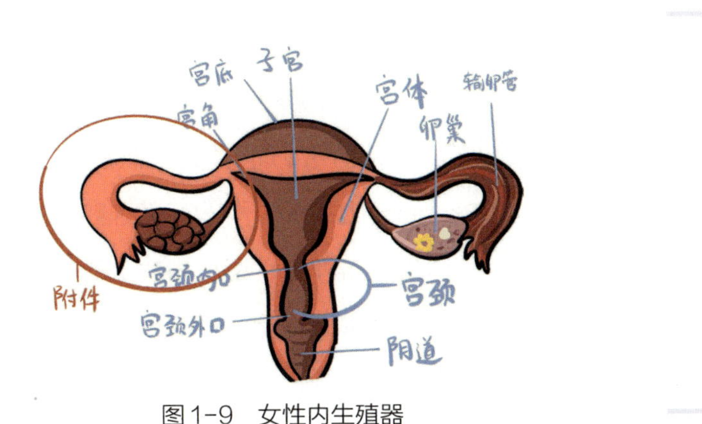


图 1-9　女性内生殖器

### 1.“任重而道远”的阴道

阴道是藏在女性身体里的一个隐秘部位，是连接外阴和子宫的长廊，它久经磨炼，背负着众多的任务。月经血排出要经过它，宝宝娩出需要它，人类繁衍生息离不开它，好姐妹子宫、输卵管和卵巢进行检查、手术、治疗的时候还要借助它，默默无闻，功不可没。

自然状态下阴道像泄了气的气球一样，前后壁是紧贴在一起的，因此管腔并不宽阔。阴道壁前短后长，前壁7~9cm，后壁10~12cm。阴道壁上密布纵横交错皱襞柱和横嵴让阴道有较大的伸缩性和适应性。当性唤起后，皱褶会展开，横嵴会拉长，阴道长度明显增加。分娩时阴道充分扩张、黏膜皱襞展平，阴道开放呈筒状，便于胎儿顺利通过。阴道上段比下段宽阔，环绕在宫颈周围，宫颈和阴道壁之间形成的腔隙，称为阴道穹隆，分前、后、左、右4部分。其中后穹隆最深，深阔而富有弹性的腔隙为勃起的阴茎提供活动的空间。作为精液储存池，更是有利于精子向宫颈内游动。当妇科疾病需要穿刺或引流时后穹窿又是进入盆腔的最佳位置。

阴道黏膜作为阴道壁重要的组成部分，起着润滑阴道和维持阴道内生态平衡的作用。粉粉的黏膜下潜藏着丰富的血管网，血管渗出透明的液体，混杂着宫颈的黏液以及脱落的上皮细胞形成了蛋清状或乳状的分泌物，就是我们说的“白带”，附着在阴道壁上起到润滑的作用。

在一个月经周期中，白带的量和性状有规律的变化，月经刚干净的时候量较少，随着排卵期到来，白带明显增多且稀薄，透明的像蛋清一样，而且有很长的拉丝现象，内裤上湿湿滑滑的。当排卵过后，白带就少了一些，变的黏稠混浊，不是那么有弹性，留在内裤上的白带，干后可以搓下粉末来。年龄不同、怀孕与否都会影响白带的量和性状，青春期前和绝经后白带量少，怀孕后白带明显增多，这些变化都与体内雌、孕激素息息相关。激素会影响阴道黏膜的厚度和细胞的增生、成熟以及脱落，进而使白带也呈现相应变化。

阴道同我们的口腔、鼻腔、耳道一样，是一个与外界相通的自然腔道，这里并不是我们所想的那样一尘不染，但也不是“泥泞不堪”，阴道有自己的一套生态系统。在这个满布微生物的腔道内，大多数微生物都是有益的，它们与阴道之间相互依附，相互制约，共同维持着阴道内的生态平衡，其中的乳杆菌可算是优秀骨干。乳杆菌除了能维持阴道的酸性环境外，还有另一个杀手锏，就是能产生$H_2O_2$和其他抗微生物因子抑制或杀灭其他细菌，同时“身手敏捷”，快速抢占阴道上皮细胞，阻止致病微生物黏附。与此同时，乳杆菌还联合了雌激素、阴道黏膜免疫细胞、pH共同守护内环境的平衡。但是，我们知道阴道的责任重大，承担的太多了，终究会有寡不敌众的时候，月经血干扰、性生活刺激、阴道冲洗、局部和全身用药、雌激素水平低落都会打破阴道内的生态平衡，不利于乳杆菌生长，导致其他菌过度繁殖，进而引发各种阴道炎症。

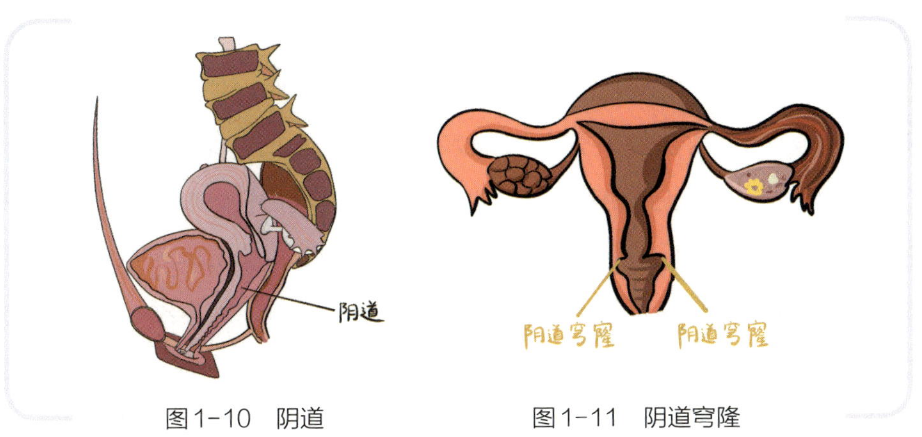


图1-10　阴道　　　　图1-11　阴道穹隆

## 2. 子宫的独白

子宫，古人称之为女子胞，又称胞宫、胞脏、子脏、子处、血室，是孕育新生命和产生月经的器官。子宫是女性独有，位于盆腔中央，前有膀胱，后有直肠，下端被阴道紧紧拥抱，两侧有输卵管和卵巢。由韧带牵拉悬挂于盆腔中央，像是一个被八抬大轿抬着的贵妇人。

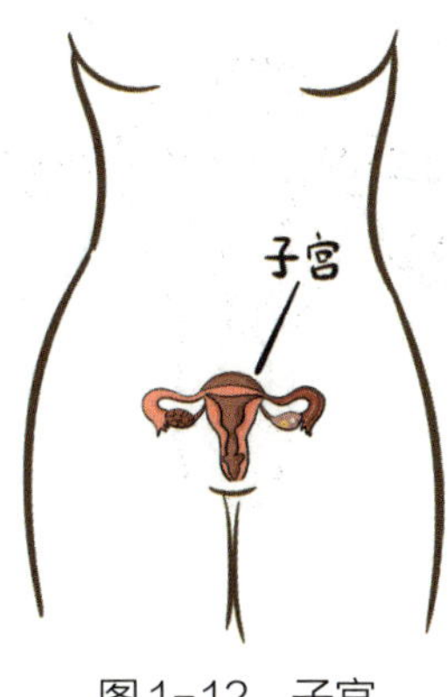


图1-12　子宫

悬挂在盆腔中央的子宫由于肌壁厚实，像一个弹性很好的“实心肉球”，事实上这个“肉球”中间是有腔隙的，这个腔隙就是我们经常提到的宫腔，腔的内表面有一层定期生长脱落的黏膜，叫作子宫内膜。受体内激素的影响，子宫内膜剥脱后成为月经的主要成分之一。此外，子宫既是精子通往输卵管的必经之道，也是胚胎安营扎寨的地方。随着胚胎、胎儿生长发育，子宫又成为胎儿快乐的宫殿。当十月怀胎一朝分娩之时，子宫强大的收缩力成为胎儿和它的附属物娩出的主要动力。

儿童时期子宫处于幼稚状态，非常小，青春期后慢慢长大，没有怀孕的子宫具有标准配置：重50~70g，容量5mL，长7~8cm，宽4~5cm，厚2~3cm。怀孕后到足月分娩，子宫的重量增加20倍，可容纳5000mL的内容物，包括胎儿、羊水、胎盘等，产后6~8周就恢复到平时的状态了。绝经后的子宫会萎缩变小。

不管子宫的大小如何变化，基本结构还是改变不了的。医学上将子宫的形态比作倒梨形，上部较宽大，称为宫体。下部较窄，呈圆柱状，称宫颈。宫体上端突起的部分称之为宫底，宫底两侧为宫角，分别与两侧的输卵管相贯通。

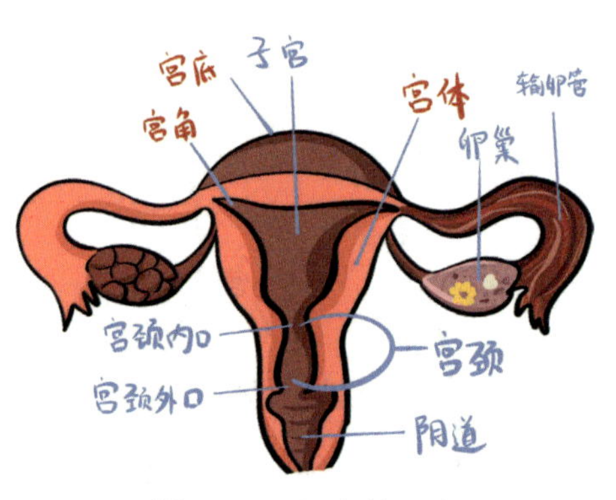


图1-13 子宫的形态

宽大肥厚宫体与狭细的圆柱状宫颈之间形成明显的分界，像女性的纤纤细腰，这就是子宫峡部。正常情况下，子宫狭部大约只有1cm长，虽然很短，但不要小看这个部位，“小细腰”有大作为。当怀孕后，尤其是妊娠晚期小细腰被拉长变薄，此时狭部摇身一变，更名为子宫下段，临产后子宫下段进一步拉长达7~10cm，成为产道的一部分，剖宫产的时候就是在这里“动刀”。

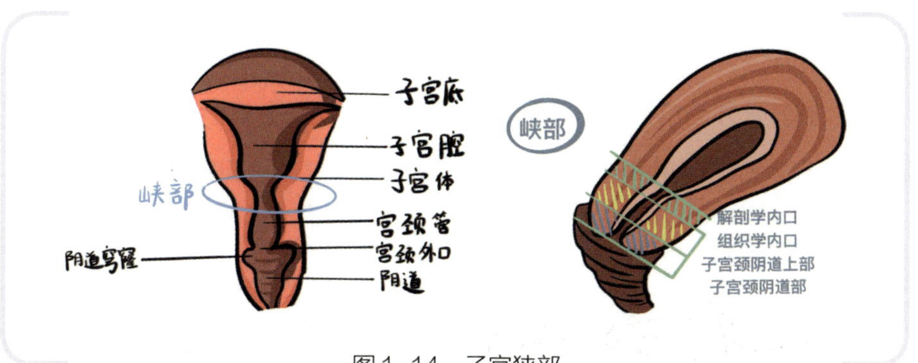


图 1-14　子宫狭部

当沿左、右方向将子宫切为前后两部分，宫腔呈上宽下窄的三角形，粉色的子宫内膜紧紧地贴附在宫腔表面。青春期到来后，子宫内膜受到卵巢分泌的性激素的影响发生周期性变化，但这种影响并非贯穿全层内膜，仅仅是内膜表面2/3会产生效应，余下的1/3对激素“无动于衷”。因此，每个月月经如期而至的时候，脱落的是能产生反应的内膜，那个具有无限增殖能力的内膜依然留在原处一动不动。

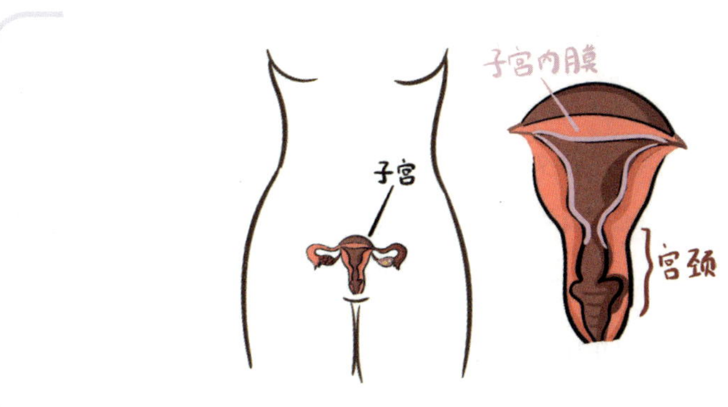


图 1-15　子宫内膜

子宫内膜向外与之紧密相贴的是子宫肌层，敦厚结实的外形充分显示了它的实力。平滑肌束内层呈环形、外层呈纵形、中间层交叉排列，形成8字形围绕肌层血管，当肌肉收缩时能有效压迫血管达到止血的目的。分娩发动时，子宫肌纤维的收缩产生巨大的力量将胎儿及其附属物排出。产后的子宫“胖大松软”，由于宫体肌纤维不断收缩，子宫才能瘦身以恢复到正常大小。

在子宫最外面覆盖有一层光滑的外衣，这就是子宫浆膜层，与子宫肌层紧紧贴在一起。炎症和子宫肌瘤是子宫浆膜最常面临的两大问题。

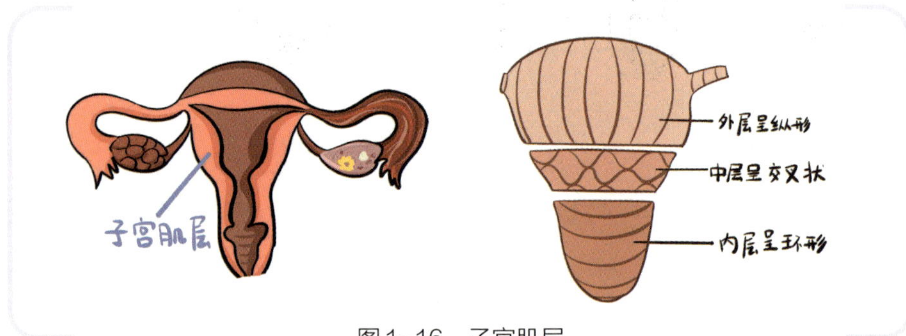


图1-16 子宫肌层

子宫体下部圆柱状的宫颈长2.5~3.0cm，宫颈上分布有很多腺体，可分泌碱性黏液，成为白带的主要组成部分，形成的黏液栓将宫颈管与外界隔开，防止细菌等病原体进入，是保护女性生殖健康的防线之一。在排卵前的几天，宫颈黏液会短暂地变稀薄，呈透明拉丝状，这是为了让精子更容易穿过。宫颈管下端被阴道上端紧紧抱着，当进行妇科检查，检查器械暴露出来的宫颈部分，就是宫颈外口，表面光滑，淡粉色，触摸上去如同触碰鼻尖，具有一定的弹性。怀孕后，虽然子宫不断地变化，但宫颈仍保持关闭状态，保证胎儿在子宫内安全生长。足月分娩时，宫颈逐渐变短变软，宫颈外口开大，成为胎儿出生的必经之路。未妊娠或者未经阴道分娩的产妇宫颈外口呈圆形，经阴道分娩的产妇宫颈外口受分娩影响形成大小不等的横裂分为前唇和后唇。宫颈作为女性重要的生殖器官和防御屏障，难免会有生病的时候，当出现阴道分泌物增多、颜色及质地异常、接触性出血、宫颈赘生物等情况时，要注意进行宫颈检查。

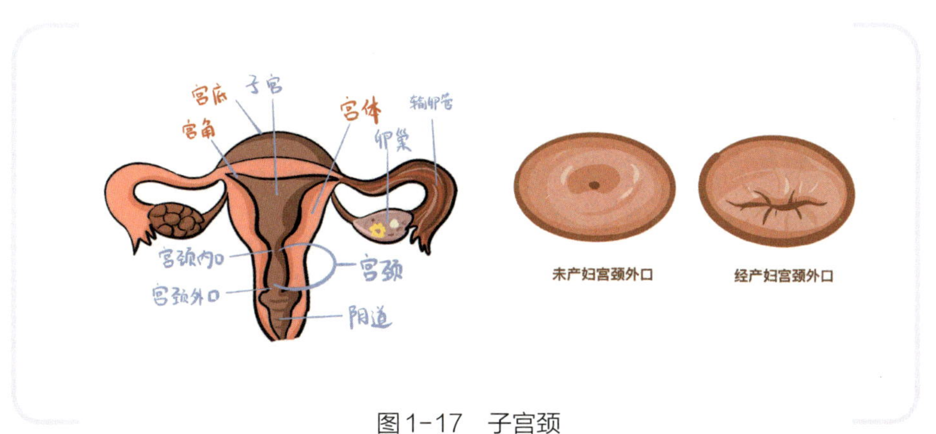


图1-17　子宫颈

### 3.生命的鹊桥——输卵管

输卵管是一对细长、弯曲、柔软的管道，像青衣舞动的水袖，弯曲又自然舒展，从子宫两个角伸展出来，如同子宫的两臂，轻轻地环抱着卵巢。“娇弱”的它在孕育生命的道路上是精子和卵子相遇、相知、相合的地方，是创造生命的舞台，被誉为“生命的鹊桥”。

这对柔软的管道全长8~14cm，粗细并不均匀。穿梭在子宫角的部分叫作间质部，管腔极细，直径0.5~1mm，长1cm，是输卵管最狭窄的部分。从子宫出来后，管腔细而平直，依然很狭窄，但是不及间质部，长2~3cm，结扎常选在这个地方。接着输卵管逐渐变得宽大，称作壶腹部，这段长度几乎占据了整个输卵管的一半左右，长5~8cm，这里就是“精先生”和“卵小姐”约会、产生爱情结晶的地方。壶腹部向外还有一个很重要的部分，就是伞部，很像章鱼的腕足，等“卵小姐”从卵巢排出来就把她接住，然后安全地送到输卵管里面。

如果精子与卵子结合形成受精卵，就意味着新生命的诞生。与子宫宽大舒适、温暖柔软的环境相比，输卵管的条件太过简陋。因此，一场目的地为子宫的迁徙之旅就要开启了，为了保证输送受精卵顺利回到宫腔，输卵管使出浑身解数，肌肉节律性地收缩，产生蠕动波推送受精卵向前，管壁上的纤毛齐刷刷地向子宫方向摆动，储存在输卵管腔内的液体随着肌肉的蠕动和纤毛的摆动流向直向宫腔。受精卵就像漂浮在海洋中的小船，被拍打着，颠簸着，日夜兼程，不管多么艰难辛苦，必须要在4天左右赶到宫腔。只有按时回到宫腔的受精卵才有可能享受“宫殿”带来的幸福时光。

然而，输卵管又是极其脆弱的。流产、宫腔操作、结核、手术、盆腔炎、阑尾炎、子宫内膜异位症等都有可能引发输卵管的急性或慢性炎症，导致管子扭曲变形，僵硬狭窄，甚至有的地方完全闭锁，形成积水。最终输卵管面目全非，功能丧失，精卵要么相望于“断桥”，终身不能相见，要么拼命挣扎而无济于事，甚至被原地禁锢发生宫外孕，严重时会危及生命。

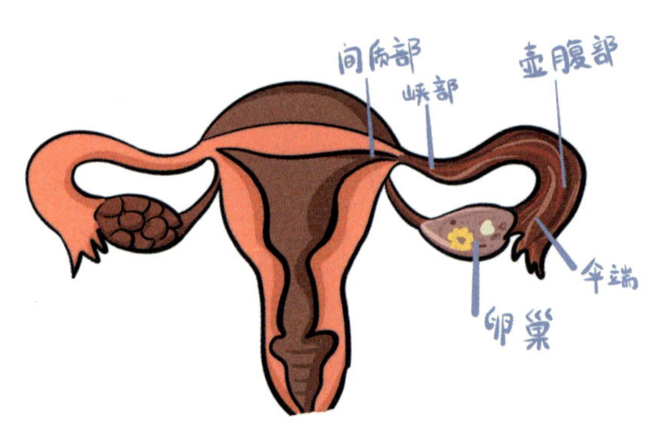


图1-18 输卵管

### 4. 生命之源泉——卵巢

卵巢是女性非常重要的器官，不仅仅提供卵子和排卵，还有很重要的内分泌功能，女性全身上下，从内到外，从头到脚，各个系统和器官都受到卵巢分泌的激素的影响。从规律的生理周期和正常的怀孕到拥有姣好的容颜、曼妙的身材、充沛的精力、轻盈的步态，一切都与卵巢息息相关。

卵巢在腹腔内非常不起眼，育龄期女性的卵巢大小约4cm × 3cm ×

1cm，肉眼看起来非常小。青春期前，卵巢表面光滑，青春期开始排卵后，表面逐渐凹凸不平，绝经后卵巢萎缩变小变硬。就在这个弹丸之地却储藏着数以十万计的卵泡，但是在胚胎时期，这些卵泡就已经开始进入自主发育和闭锁的轨道，到青春期时，卵巢内的卵泡大概只有30万个。进入青春期后，每月有一批卵泡被海选出来进入发育周期，但是最终摘得桂冠的只有一个，这颗“冠军卵”被称为优势卵泡，继而发育成熟并排出卵子。女性一生中会有400~500个卵泡完成上述的过程，仅占总数的0.1%，其余陪跑的卵泡最终以闭锁的方式结束。

发育成熟的卵泡将产生高水平的雌激素，并向大脑发出信号，在高级中枢的指令下，卵泡中的卵子才能排出去。排卵后，包裹卵子的残壳变成了黄体，分泌雌激素和孕激素，这是女性体内所特有的激素，两者相互协同又相互拮抗，对子宫内膜、阴道上皮、乳房、代谢有重要的影响。黄体有一定的寿命，当精卵未结合，黄体就会萎缩、退化，伴随的是体内雌、孕激素水平的下降，月经来潮。如果怀孕了，黄体将继续活下去以发挥作用，为受精卵的着床提供良好的宫腔内环境，维持妊娠。卵巢的功能无法再生，当所有的卵泡消耗殆尽，意味着卵巢失去了功能，此时月经将停闭，绝经到来，卵巢的历史使命也将由此画上了句号。

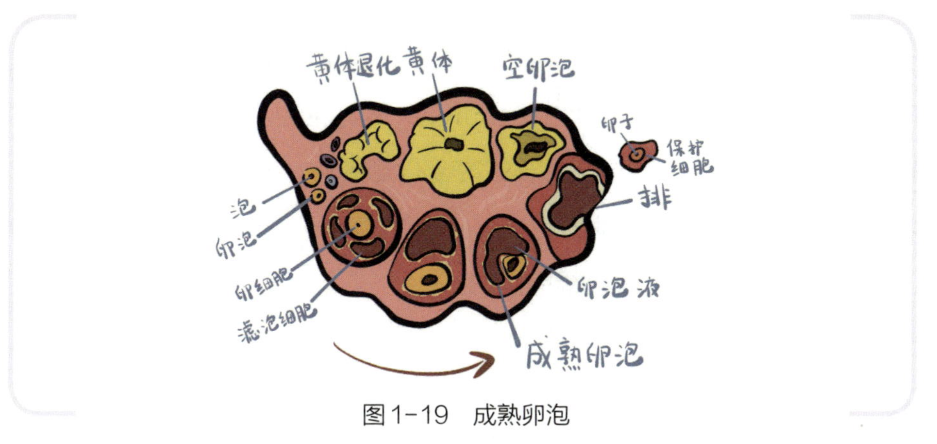


图1-19　成熟卵泡

## 第二节　神秘的乳房

乳房是女性伟大而神秘的器官，是分泌乳汁、哺育后代的器官，也是女性美的重要标志。自古以来人类对乳房就有许多赞美之词，如明代诗人王偁曾写道：一双明月贴胸前，紫禁葡萄碧玉圆。漂亮美观、起伏有致的乳房是女性胸部曲线美的最为重要的组成部分，丰满健美的乳房是成熟女性的性征体现，是女性魅力的表征。

### 一、乳房的位置

女性的乳房位于胸大肌上，其位置与年龄、体形及乳房发育程度有关。成年女性的乳房通常是从第2肋骨延伸到第6肋骨的范围，内缘近胸骨旁，外缘达腋前线，乳房过大或肥大时可达腋中线。乳房外上极狭长的部分形成乳房腋尾部伸向腋窝。

乳房的形态与种族、遗传、年龄、哺乳等因素有关，成年女性的乳房外形呈半球形或轻度下垂的半锥形，两侧基本对称。不过哺乳后，乳房会有一定程度下垂或略呈扁平。老年女性的乳房一般萎缩，较松软，呈下垂状。

乳头为乳房的中心部位，正常乳头呈筒状或圆锥状，双侧对称呈粉红色或棕色。乳头直径为0.8~1.5cm，上面有很多小窝，是输乳管开口。乳头周围像巧克力的颜色一样的部分是乳晕。青年女性乳头一般位于第4肋间或第5肋间水平、锁骨中线外1cm；中年女性乳头位于第6肋间水平、锁骨中线外1~2cm。乳头与奇妙的黄金分割率（0.618）有着密切的联系，乳头连线是锁骨平面至双腹肌沟中点平面的黄金分割线，乳头处于黄金分割线上的乳房，位置无疑是最完美的。

### 二、乳房的形态

女性不同发育期、不同种族间的乳房形态及乳房大小是有区别的。发育良好的女性乳房，乳房基底直径为10~12cm，乳房高度为8~10cm；乳晕直径为4~5cm；乳头直径1~1.5cm，长度1~2cm，表面略呈桑椹状外观，美观且便于吸吮。乳房的形状根据前突的长度以及基底部的半径可以分为不同的类型，分别是半球形、圆锥形、圆盘形以及下垂形。乳房的样子和许多因素有关，包括种族、穿着、饮食等。

每个人乳房的大小应该和她的全身胖瘦成比例。单就个体而言，乳房并非越大越好。如果乳房的大小与自己的身高、三围比例相协调，她的乳房就是健康的。一般意义上的美胸是乳房左右对称，发育状况良好，乳房内脂肪充足、不干瘪，大、小胸肌发达，乳房总体感觉柔软、有弹性、丰满、挺拔，乳房皮肤光滑细腻，乳头、乳晕中等。

## 三、乳房的构成

### 1.乳房的外部结构

乳房的外部结构包括乳房体、乳头、乳晕三部分。乳头由致密的结缔组织及平滑肌组成，同时还有肌肉与筋膜和淋巴管与乳房紧密地连接着。乳头周围由一圈环形的色素沉积区域被称为乳晕，乳晕的表面上又有着许多散在的凸起，被称为乳晕腺的开口，当妊娠使其增大被称为蒙哥马利腺，其较大而表浅，分泌物具有保护皮肤、润滑乳头及婴儿口唇的作用。

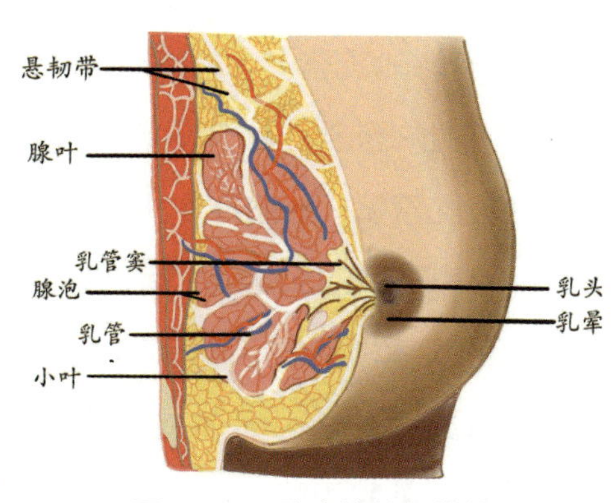


图1-20　乳房的外部结构

### 2.乳房的内部结构

乳房内部结构十分复杂，主要由乳房腺体、脂肪组织、纤维组织、血管及淋巴组织构成。

（1）乳房腺体。乳房内部犹如一棵倒立的树。根就是乳头，而树冠则是分支众多的呈辐射状排列的乳腺叶。每个乳房有15~20个名为腺叶的结缔组织，它们的分布犹如雏菊的花瓣一样。每一腺叶又像一串葡萄一样，分为若干个腺小叶，它们由成千上万的腺泡像一颗颗葡萄一样构成，这些腺体在必要的时候能够产生乳汁，给婴儿带来人间初次的养分。

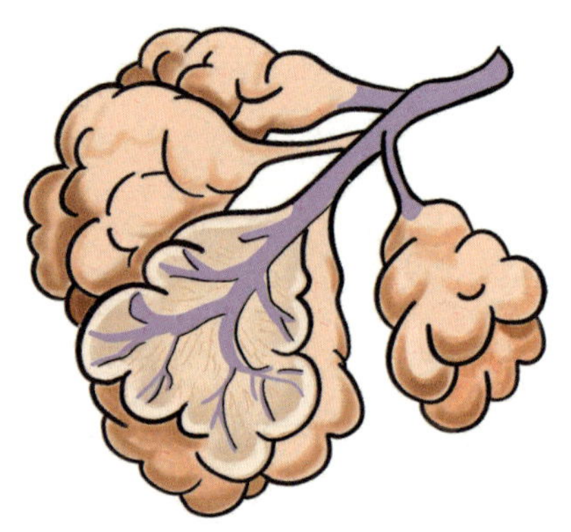

图1-21 乳腺小叶

这些腺泡紧密地排列在小乳管周围，腺泡的开口与小乳管相连。多个小乳管汇集成了小叶间乳管，多个小叶间乳管再进一步汇集成一根整个腺叶的乳腺导管，又名输乳管。输乳管共15~20根，以乳头为中心呈放射状排列，汇集于乳晕，开口处在乳头，称为输乳孔。输乳管在乳头处较狭窄，后膨大为壶腹，称为输乳管窦，能储存乳汁。

（2）脂肪组织。在乳房导管的周围和之间，都有脂肪组织填充，脂肪组织的含量根据每个女性身体构造的不同而不同，起到分隔和缓冲的作用。乳房中含有97%的脂肪，脂肪多少是决定乳房大小的重要因素之一。乳房内的脂肪组织呈囊状包于乳腺周围，形成一个半球形的整体，这层囊

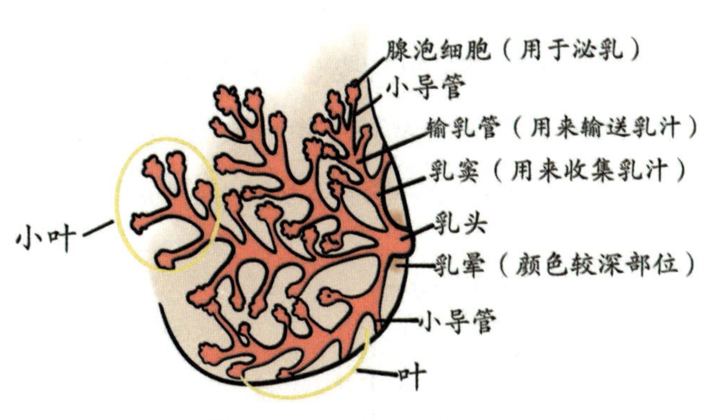


图1-22　乳腺和乳腺小叶

状的脂肪组织称为脂肪囊。脂肪囊的厚薄可因年龄、生育等原因导致个体差异大。

（3）纤维组织（乳房悬韧带Cooper韧带）。乳房中没有特殊的肌肉，而是在胸肌上发育生长的。乳房之所以能够固定于这些肌肉上，是因为有乳房悬韧带的支撑，因此保持乳房悬韧带的弹性非常重要。最为重要的一点是乳房悬韧带一旦被拉长是无法回缩的，所以不论什么时候，一定不要让乳房受到运动、重力的冲击，这样才会保持乳房形状的美观和健康。

乳房中起固定作用的不止有悬韧带还有皮肤组织，虽然皮肤组织不是唯一能固定乳房的部位，但它绝对不是不重要的，因为只有它才能让乳房靠在胸上，应该通过健康的饮食、正确的姿态和流畅的血液循环来保护皮肤组织的弹性。

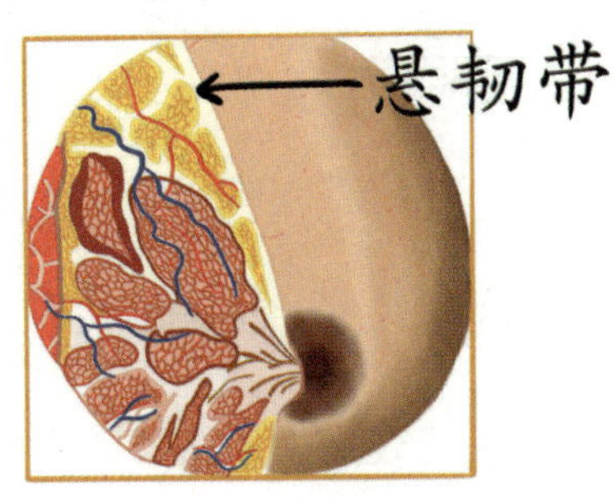


图1-23　连接乳房和胸大肌的韧带

（4）血管及淋巴组织。乳房既有血管又有淋巴管，乳房的血液供应来源于三个方面，胸廓内动脉前肋间穿支、胸外侧动脉、胸肩峰动脉和肋间动脉。乳内动脉穿支供应了乳房大部分的血液，这些动脉构成了一个血管网，滋养浇灌着乳房，为乳房带来源源不断的生机与活力。

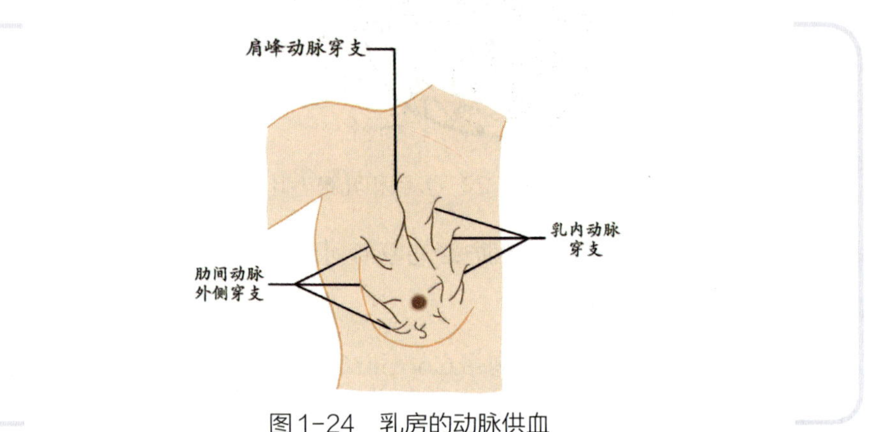

图1-24　乳房的动脉供血

乳房的神经：乳房的神经主要来源于第2~7肋间神经的外侧前皮支，其中以第4肋间神经的分支最为重要，如这一支神经受伤，乳头及乳晕区域的皮肤感觉就会减退或消失。

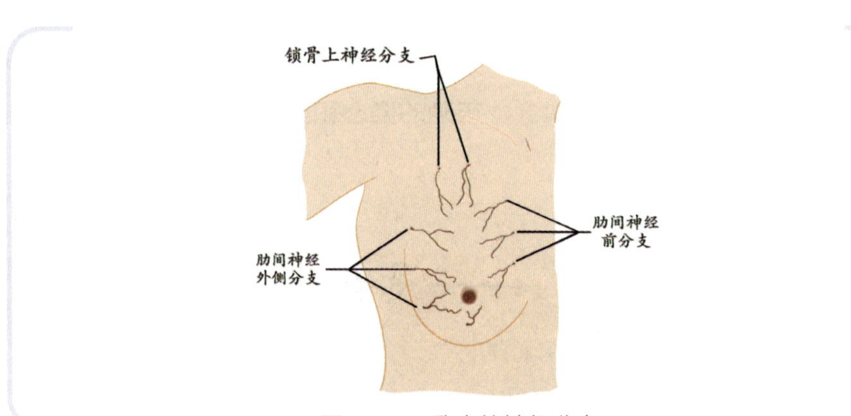

图1-25　乳房的神经分布

乳房的淋巴回流：在乳房上还有一些重要的管道，那就是乳房的淋巴引流系统。在女性的乳房组织中有丰富的淋巴管相互吻合成为一个复杂的系统，整个腺体腺叶都被复杂的淋巴管包围。淋巴管是结构跟静脉相似的管子，分布在全身各部。淋巴液在淋巴管内循环，最后流入静脉，部分组织液经此流入血液，往复循环。而在淋巴管中有淋巴结，这相当于生活中水管的过滤装置。淋巴结（lymph node）是哺乳动物特有的器官，是人体重要的免疫器官，是一种圆形或者椭圆形结构，与淋巴管连接起来，主要功能是滤过淋巴液，产生淋巴细胞和浆细胞，参与机体的免疫反应。当局部感染时，细菌、病毒或癌细胞等可沿淋巴管侵入，引起局部淋巴结肿大，如该淋巴结不能阻止和消灭它们，则病变可沿淋巴管的流注方向扩散和转移。正常人浅表淋巴结很小，直径多在0.5cm以内，表面光滑、柔软，与周围组织无粘连，亦无压痛。肿大的淋巴结是人体的烽火台，是一个报警装置。

乳腺中淋巴回流途径：①淋巴液经胸大肌外侧缘淋巴管流至腋窝淋巴结，再流向锁骨下淋巴结（75%）。②部分乳腺上部淋巴液可流向胸大小肌淋巴结（rotter淋巴结），直达锁骨下淋巴结。通过锁骨下淋巴结后，淋巴液继续流向锁骨上淋巴结。

# 第二章 女性的一生

女性的身体和心理健康，不仅关系到本人，更关系着社会的稳定、家庭的幸福。当今社会，面对繁忙的工作和生活，作为“半边天”的女性，更应该关爱自己的身体和心理健康。根据女性不同年龄阶段的生理特点，女性的一生分为新生儿期、儿童期、青春期、性成熟期、绝经过渡期、绝经后期六个时期，女性生殖系统在各个时期有不同的特点，不同的生理阶段易患不同的疾病。

## 第一节 女性的一生

### 一、新生儿期：新手上路需慎重

从出生后脐带结扎开始到出生后4周内，称为新生儿期。由于胎儿期在母体内受到女性激素的影响，出生的女婴外阴较丰满，乳房略隆起。少数新生女婴在出生后5~7天，换尿布时发现阴道有少量流血，会持续1~2天。另外，部分新生儿可能会出现少许泌乳。

新生命的正式到来会令没有经验的新手家长手足无措，来自家中长辈的“老人言”，对新手父母影响很大，但是其中不乏陈旧、错误的观念，那么什么时候该说不呢。

#### 1.乳房泌乳，“挤挤”更健康

我国部分地区家长存在一个老观念，认为新生儿的乳头应该挤一挤，如果不及时挤乳头的话，长大后乳头就会凹陷或乳腺管不通。其实挤压新生儿乳头是一种极为错误、没有任何科学根据的陋习。新生儿乳房隆起及泌乳的原因是由于在出生前胎儿母体内较高的激素水平有关，如受到母体内较高的雌激素影响，新生儿乳房略隆起；较高的泌乳素可促进新生儿乳房泌乳。可见新生儿乳汁并非“挤”出来的，而是“泌”出来的。随着脐带的剪断，新生儿从母亲体内获得的激素慢慢降低，新生儿乳房会逐渐塌陷，一过性泌乳逐渐停止。挤压乳房不但不会有利于宝宝乳头的发育，相反，有可能破坏乳腺功能或造成乳头的扭曲。同时局部挤压容易引起皮肤的破损，除了给新生儿带来不必要的痛苦外，还可使皮肤表面的细菌乘虚而入，造成新生儿乳房红肿热痛，发生乳腺炎。新生儿的抵抗力比较差，如果病菌在全身扩散，出现败血症，可能危及新生儿的生命，所以家长们千万不要盲从“老人言”，否则吃亏在眼前！

#### 2. 阴道流血，只需“擦一擦”

新生儿出生5~7天后，有部分家长换尿布时，发现宝宝尿布上有血，便担心是不是尿布捂着宝宝的小屁屁了或者是宝宝受伤了，不用担心，这也是生理现象，由于出生后脱离母体环境，新生儿血液中女性激素水平迅速下降引起的，一般1~2天就消失了，不用恐慌，也不用进行任何处理，拿消毒的纱布或棉签轻轻擦去就好了。

### 二、儿童期

出生4周~12岁称为儿童期。儿童期可分为儿童早期（8岁之前）和儿童后期（8岁以后）。

#### 1. 儿童早期：垂髫稚子体未壮

儿童早期由于女性的性腺轴（下丘脑－垂体－卵巢）处于抑制状态，该时期女孩的子宫、输卵管、卵巢处于幼稚状态，阴道比较窄，上皮薄，抗感染力弱，容易发生幼儿外阴阴道炎。主要表现为阴道分泌物增多，呈脓性，大量分泌物刺激引起外阴痛痒，幼儿表现为哭闹、烦躁不安或用手搔抓外阴。部分患儿伴有下尿道感染，由于长期炎症刺激，一些患儿出现小阴唇粘连，排尿时尿流变细、分叉或尿不成线。检查可见到外阴、阴道口、尿道口黏膜充血、水肿，甚至粘连，有时可见脓性分泌物自阴道口流出。

### 2. 儿童后期：小荷才露尖尖角

8岁以后的女童子宫、输卵管、卵巢逐渐向骨盆内下降，内分泌腺开始活动，卵巢内卵泡有一定发育并分泌女性激素，皮下脂肪在胸、髋、肩部及耻骨前面堆积，乳房也开始发育，开始显现女性特征。

儿童时期总的特点是全身组织和器官逐渐发育，体格、心理和精神状态不断完善。此期的幼女因特殊的解剖、生理特点，父母要注意孩子外阴卫生，定期洗浴，勤换内裤；教育孩子不要用手或异物触摸阴道；不要共用毛巾、澡盆；不要带孩子去人员复杂、人群密集的游泳池、澡堂等。同时，此时期应加强女童的性别教育，告诉其男孩和女孩的不同，背心和内裤遮挡的部位不允许别人随意触碰等，引导孩子心理正常发育。

## 三、青春期：我家有女初长成

世界卫生组织（WHO）规定青春期为10~19岁，这个阶段是儿童到成人的转变期，身体及生殖器官迅速发育。青春期发育的主要变化是生殖器官的发育和第二性征的变化。

### 1. “小屁孩”化身“窈窕淑女”

主要是因为女性第二性征的出现，包括音调变高、乳房发育、阴毛及腋毛分布、骨盆横径发育大于前后径，以及胸部和肩部皮下脂肪增多等，体形亭亭玉立。按照顺序先后将青春期分为乳房萌发、肾上腺功能初现、生长加速、月经初潮4个阶段，其中月经初潮就是女性第一次来月经。

（1）乳房萌发。这是女性第二性征最初特征，一般女性接近10岁时乳房开始发育，经过3~5年时间发育为成熟型。

（2）肾上腺功能出现。肾上腺分泌的雄激素增加，引起阴毛和腋毛的生长，阴毛首先发育，2年后腋毛开始发育。

（3）生长加速。11~12岁青春期少女体格生长呈直线加速，平均每年生长9cm，月经初潮后生长速度减缓。生长加速和雄激素、生长激素分泌增加有关。

（4）月经初潮。月经的第一次来潮，称为初潮。是青春期开始的重要标志。我国女性初潮年龄在11~16岁之间，平均13~15岁。月经初潮平均晚于乳房发育2.5年时间。由于性腺轴尚未完全成熟，月经周期常不规律，初潮后2年内出现的月经周期推后、月经量少不必进行药物干预。

### 2.“小棉袄”变成“小刺猬”

在这个时期，女孩们逐渐脱离了儿童时代认知方式，此时女孩们更渴望独立，对父母不再言听计从，易怒，自我怀疑，沮丧，甚至导致焦虑和抑郁状态，由“小棉袄”变为“小刺猬”。因此青春期女性要树立正确的价值观、人生观，更好地认识自我，及时对可能发生的心理问题进行必要的预防，增强心理健康自我教育的自觉性、主动性和积极性。

## 四、性成熟期：身体盛壮适孕育

从18岁开始到往后的30年中，这一段时期称为性成熟期，绝大多数女性在这个时期会完成学业，组建家庭，孕育后代，故而这个时期也被称作生育期、育龄期。此期女性性功能旺盛，卵巢功能成熟，建立了规律的周期性排卵和月经。因此，育龄期女性，一旦出现停经或异常阴道流血，首先需要排除妊娠。

生育期与最佳生育年龄：可以生育的年龄与最佳的生育年龄是有区别的，女性刚进入性成熟初期时，按时排卵，按月行经，具备了生育能力，但生殖器官的发育相对稚嫩，一般要到23岁以后，全身及生殖器官才能完全发育成熟，进入最旺盛的生育期。从优生角度出发，23~30岁最适宜结婚、怀孕。因为随着年龄的增加，卵细胞也会衰老，遗传物质发生突变的概率增加，胎儿发生遗传缺陷的概率更大。

## 五、绝经过渡期：夕阳无限好

绝经是指女性一生中最后一次月经。绝经有两种方式，一种为自然绝经，指卵巢功能自然衰竭，月经停止连续1年以上，自然绝经一般发生在44～55岁，我国女性平均绝经年龄在49.5岁。一种为人工绝经，比如因为手术切除了卵巢，或者药物作用破坏了卵巢的功能，都可以使卵巢提前"退休"，月经停止来潮。绝经过渡期是指从开始出现绝经趋势直至最后一次月经的时期。可开始于40岁，历时短至1~2年，长至10~20年。绝经过渡期女性因卵巢功能逐渐衰退，体内激素失衡而引起一系列生理变化，出现各种轻重程度不一的症状，称为绝经综合征。表现为：①月经紊乱如月经周期不规则、经期持续时间长、经量增多或减少。②反复出现短暂的面部和颈部及胸部皮肤阵阵发红，伴有烘热，继之汗出。一般持续1~3分钟。症状轻者每日发作数次，严重者十余次或更多。症状可持续1~2年，有时可长达5年或更长。③心悸、眩晕、头痛、失眠、耳鸣等自主神经功能失调症状。④情绪烦躁，易激动，注意力不集中，多言多语，大声哭闹，记忆力减退，缺乏自信，行动迟缓，严重者对外界冷淡、丧失情绪反应，甚至发展成严重的抑郁症。⑤阴道干涩，同房不适，阴道感染反复难愈，尿道炎也反复出现，还会有一个难言之隐——漏尿，乳房也不复以往的丰满，变得松软下垂。

绝经越早，寿命越短？很多女性有一个认识误区：绝经越晚越好。认为绝经越早，寿命越短。其实绝经只代表了卵巢功能的衰竭，生殖能力的丧失，而身体的其余器官仍在兢兢业业地运转，绝经早晚与寿命无关。绝经过晚如55岁还未绝经，反而罹患子宫内膜癌风险增加，所以并不是绝经越晚越好。衰老和青春都是我们每个人的必经过程，春夏秋冬四季交替，生长壮老生命轮回，顺应自然规律才是最好的。

在绝经过渡期这个特殊的生理、年龄阶段，女性应该积极自我调节，缓解压力，调整好自己的心态，正确面对这类症状，学会自我排解；接受相关卫生保健知识的宣传教育，掌握必要的科学知识，消除恐惧与疑虑；绝经过渡期女性的家人，尤其是丈夫也要接受卫生保健知识的宣传，了解女性绝经期可能出现的症状，一旦出现某些神经功能失调症状时，应给予关怀、安慰、鼓励和同情；绝经过渡期女性最好每半年或1年进行1次体格检查，包括妇科检查和防癌检查。

### 六、老年期：笑一笑，十年少

老年期是指60岁至衰亡的这段时期。这一期的卵巢功能已完全衰竭，身体各器官组织出现明显的衰老征象：肌肉组织得不到营养导致皮肤失去弹性；阴道组织因没有雌激素作为“保护伞”，局部发生萎缩，抵抗力下降，容易患老年性阴道炎；心脏、脑血管功能也随着机体衰老而下降；大脑功能也出现退化，老年痴呆和帕金森病便随之而来；体内钙含量大量地流失，也使骨质变得疏松。此时期的女性应增强自我保健意识，正确认识人体生老病死的自然更迭，保持乐观心态，知足常乐。

## 第二节　关爱女性健康

女人如花，除了娇艳美丽，同时还有着脆弱的一面。不同年龄阶段的女性因其不同的生理特点，可能遭受不同疾病的困扰，如：儿童期常见的幼女阴道炎、外阴炎；困扰青春期的排卵障碍性子宫出血；生育期多见的子宫肌瘤、卵巢囊肿等；到了更年期甚至老年期，子宫颈癌、子宫内膜癌、卵巢肿瘤、乳腺癌等悄悄地找上门。远离妇科种种疾病，才能健康地绽放女性魅力。关爱女性健康，我们不妨从以下几个方面做起。

## 一、善待自己乳房

从豆蔻年华到开花结果，乳房在女性生命中扮演着重要的角色。乳房是孕育生命的源泉，是女性美的象征，但乳房疾病高发又成为女性健康的困扰。关注乳腺疾病，呵护乳房健康是现代女性的一门必修课。

在以往人们的固有观念里，年轻女性与癌症之间似乎有着天海之隔，然而接二连三有女明星罹患乳腺癌去世，为人们敲响了乳腺健康的警钟。乳腺癌位居女性癌症之首，发病率呈逐年上升趋势，是女性常见病、多发病和头号“杀手”，是危害女性身心健康的重大疾病。

乳房自检是早期发现乳腺疾病的重要方法，分为两步。第一步是观察：首先，站在镜前，裸露上身，双臂垂于两侧，观察自己乳房的外形。正常乳房的外观很重要，一旦有什么异常，就可以察觉到。不过，一侧乳房比另一侧稍大，并非不正常现象。然后，将双臂举过头顶，转动身体，察看乳房的形态是否有变化。接着，双手叉腰向右向左慢慢旋转身体，察看乳头及乳房是否有凹陷、红肿或皮肤损害。最后，将双手手掌撑在臀部，并使劲向下压，同时转动身体，这样会使乳房的轮廓显得清晰。注意观察乳房的形态有无异常变化，如发现异常变化，需要与另一侧进行比较，察看双侧乳房是否对称。如果不对称，则要提高警惕，及时就医。第二步是触摸：分为立位（或坐位）检查和卧位检查。首先，将左手举起放在头后，然后用右手检查左侧乳房。乳房检查的正确范围是上到锁骨下，下至第六肋，外侧达腋窝前，内侧近胸骨旁。检查的正确手法是3个手指并拢，从乳房上方12点（将乳房比作一个时钟）开始，用手指指腹按顺时针方向紧贴皮肤做循环按摩检查，每检查完一圈回到12点，下移2cm做第2圈。第3圈要检查整个乳房直至乳头。在检查完左侧乳房后，将右手举起放在头后，用左手检查右侧乳房，检查方法同上。检查的时候应注意由内向外，由上而下，重复有步骤。如发现有与平常不一样的症状，应及时来医院找专科医生诊治。乳房自检建议1个月1次。

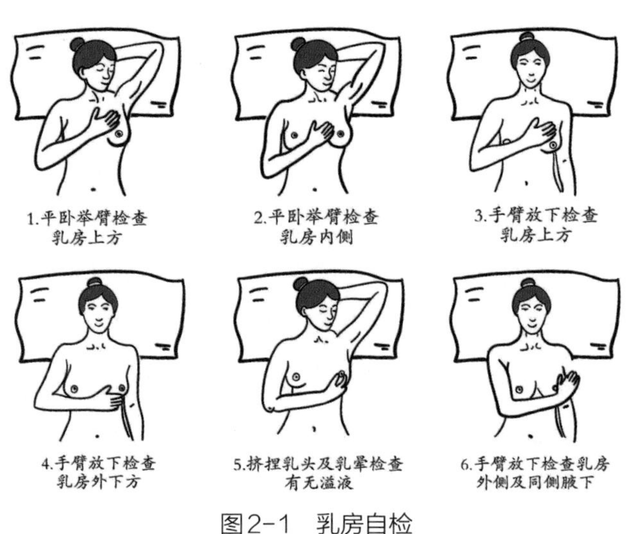


图2-1　乳房自检

## 二、防止卵巢早衰

卵巢常常被比喻为“女性的后花园”，掌管着女性的容颜和生育力。卵巢一般在45~50岁时“正常退休”，但它也会在40岁以前提前“下岗”，医学上称之为卵巢早衰。卵巢分泌的女性激素是女性花容月貌、婀娜多姿的“保鲜剂”，当卵巢功能衰退时，表现为持续性闭经和性器官萎缩、不同程度的潮热多汗、阴道干涩、性欲下降等绝经前后症状，影响身心健康和夫妻生活。

近年来患卵巢早衰的女性人数呈上升趋势，但导致卵巢早衰的病因尚不清楚，可能与染色体异常、基因突变、盆腔手术、放疗、化疗、自身免疫失调等因素有关。不良环境、不良生活方式和不良嗜好也会影响卵巢功能。卵巢早衰到来之前，会释放出一些信号，如月经量少、月经提前、月经后期等，及时留意月经变化有助于早期发现卵巢功能下降。卵巢早衰治疗的最佳时间是在12个月以内。未进入更年期的女性，一旦发现自己月经量减少或突然停经，并伴有潮热、烦躁不安、失眠等症状，切莫大意，有可能是卵巢早衰已经悄悄盯上了你，及时就医、拒绝拖延才是“上上策”。

预防卵巢早衰可从以下几方面做起：首先，提倡产后母乳喂养，适当延长哺乳时间；其次，多喝牛奶，多吃鱼、虾等食物，并要养成锻炼身体的好习惯。特别要注意，烟酒是卵巢的天敌，戒烟、戒酒，减少被动吸烟是保护卵巢的“标配”。此外，保证充足、良好的睡眠对预防卵巢早衰至关重要。愉悦的心情是预防卵巢早衰的一大秘方。因为人在情绪轻松愉快时，机体各个部分形成互帮互助的小团体，协调脉搏、血压、新陈代谢等处于平稳状态，体内的免疫活性物质分泌旺盛，成为一个个活跃的健康小卫士，守护着机体健康。相反，不良情绪就像“破坏分子”挑起机体各部分小团体之间的矛盾，导致女性内分泌紊乱，从而增加卵巢早衰的风险。所以女性要学会清理不良情绪，注重自我调节，时常保持愉悦，偶尔合理宣泄。

### 三、远离炎症危害

生活中女性患妇科炎症如同感冒一样普遍，全世界约有85%的女性受到不同程度的炎症侵害，其中46%的患者会反复发作，轻者会出现外阴瘙痒、灼烧痛、阴道分泌物增多，重者会引起下腹痛、不孕，因此，要引起广大女性的重视。

妇科炎症的科学预防：要注意个人卫生，每天清洗外阴，保持外阴清洁干燥；禁止阴道内部冲洗，月经期须勤换卫生巾；内衣应宽松、以纯棉为主，避免化纤、尼龙、毛织品；内衣常用热水烫洗，并在通风处、阳光下晾晒，禁止同袜子一起洗涤；避免使用大量抗生素、免疫抑制剂导致菌群失调，引发炎症；洁身自好，性伙伴固定；做好避孕措施，避免多次人流手术；积极锻炼身体，增强体质；保持心情舒畅、情绪乐观也有利于预防妇科炎症发生。

## 四、关心月经变化

作为女性的“好朋友”，月经阴晴变化与生殖健康息息相关，女性月经变化不容小觑。

### 1.正常的月经什么样

观察月经是否正常，主要从月经周期、经期、经量、经色、经质等方面判断。

（1）月经周期。相邻两次月经第一天（月经来潮的第一天为月经周期的第一天）间隔的时期，称为月经周期。正常月经周期一般为28天左右。但在21~35天也属正常范围，月经周期长短，因人而异，重在有自己的规律性。

（2）经期。即每次月经持续时间，正常为2~8天，若少于2天为经量过少，大于8天为经期延长。

（3）经量。即经期排出的血量，与体质差异有关，人人不同，次次也不同，一般行经总量20~60mL，第一天稍少，第二天最多，第三天较多，第四天逐渐减少。因为人体血液含量在5000mL左右，所以在月经正常的情况下不会出现贫血。但是如果子宫内膜过度增生，或者患有子宫肌瘤、子宫内膜息肉、子宫腺肌症等妇科疾病引起月经出血过多，有可能造成贫血的发生。

（4）经色。即月经的颜色。正常者多为暗红色，一般开始较淡，继而逐渐加深，最后为淡红。

（5）经质。即经血的质地，经血和体内血液有别，其中，大约50%为血液，其他为黏液，破碎的子宫内膜和脱落的阴道上皮细胞。一般来说，正常经血不稀不稠、不凝固、无血块、也无特殊气味，但受气温或内裤穿着的影响可发生变化。

### 2.异常的月经包罗百病

女性需要关注月经周期、经期、经量、经质、经色是否正常，如果出现了异常，千万不能大意，因为可能是重大疾病释放的一次信号。女性很难鉴别一次异常阴道流血是月经的改变还是其他原因导致的出血，异常的阴道流血可包罗百病，比如有些女性怀孕后，出现阴道流血，自己不知道，认为是月经不调，其实是先兆流产或者宫外孕，如不及时就医，最终会造成流产难以避免或者宫外孕破裂危及生命；做完人流后出现闭经或月经量少，可能是宫腔发生粘连了；还有子宫内膜息肉、宫颈息肉、子宫肌瘤、子宫内膜炎、排卵障碍型异常子宫出血、宫颈癌、子宫内膜癌、凝血功能障碍的内科疾病（如再生障碍性贫血），都会表现为各种不同形式的阴道流血，因此，女性一旦出现非经期的阴道流血、月经量多、经期延长、月经延后、月经量少等情况，一定要及时就诊。

每个月“大姨妈”如期造访，是生殖系统健康的重要标志。亲爱的女性朋友们，让我们从关爱月经这个“老朋友”做起，养成记录自己月经规律的良好习惯。及时发现月经异常，以免错过最佳治疗时机。

## 五、预防重于治疗

随着生活节奏加快，女性生活压力逐渐增大，再加上女性生理结构的特殊，容易罹患各种妇科疾病。有关数据表明，90%以上的成年女性患过各类妇科疾病。妇科疾病的发生多与患者的健康意识、保健知识、卫生习惯以及文化程度、思想观念等有关。部分女性由于保健知识匮乏，健康意识淡漠，不能及时就医，最终小病酿大病，失去最佳治疗时机，甚至失去了生命。因此形成预防保健观念，养成定期体检的习惯非常重要。重视身体发出的警报，比如：下腹坠痛、腰痛、阴道分泌物异常、白带带血、同房出血、阴道不规则流血等，有症状时及时到正规医院专科就诊。

定时体检是预防疾病的重要措施，如果把妇科疾病比喻为藏在暗处的“间谍”，健康体检就好比是我们的“侦探”朋友。女性生殖器官功能活跃，是肿瘤的多发地带，其中40~60岁的女性是高危年龄组。妇科肿瘤严重影响着女性的身心健康和生活质量，因此，注重定期体检至关重要，广大的女性朋友要定期做两癌筛查（宫颈癌、乳腺癌）和健康检查，“冰冻三尺非一日之寒”，定期体检，早期发现、早期诊断和早期治疗是预防妇科各种疾病最有效的手段。

## 六、转变生活方式

现代女性有家庭主妇和职业女性双重身份，既要上得厅堂，又要下得厨房，既要成为好妈妈、好妻子，又要成为职场强人。长期快节奏、高强度、紧张的生活导致她们的精神压力越来越大，会出现社交恐惧症、焦虑症、强迫症、抑郁症、心理疲劳、自信心不足、惊恐障碍等心理问题。

因此，女性要学会从日常生活中调整自己的状态，过规律、舒心的生活，给自己解压。首先，锻炼是一种非常好的解压方式，俗话说“动则有益，贵在坚持”，运动以有氧运动为主，包括骑自行车、登山、游泳、球类运动、健美操、器械力量练习等；其次，合理膳食，拒绝肥胖和营养不良，食物应多样，粗细要搭配，多吃蔬菜、水果和薯类，吃适量鱼、禽、蛋、瘦肉，少吃肥肉和荤油，烹调时少油少盐，合理分配三餐；另外，乐观应对日常生活中的压力，有效率地工作和学习，保持对家庭和社会有所贡献的良好状态，建立良好的人际关系，积极参加社会活动等均有助于保持自身的心理平衡状态；最后，戒烟限酒，早睡早起，规律作息。

现代女性肩负着事业和家庭两副重担，工作竞争之激烈，家庭责任之繁重，使女性承受着巨大的压力，因此女性的健康问题日益凸显。关爱女性的健康不仅事关女性群体，而且关系到民族的繁荣和昌盛。女性的健康观念如何、健康水平如何，关系到中华民族的整体健康素质与水平。生命在于运动，疾病在于预防，健康在于保健，关爱女性健康无疑是我们生活中的头等大事，是社会、家庭和个人不容忽视的问题。

# 女性的伤痛

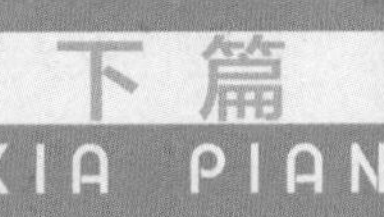


# 人类的呼唤

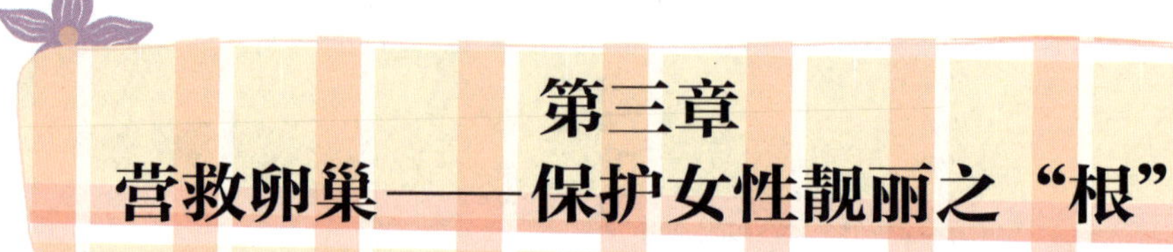

# 第三章 营救卵巢——保护女性靓丽之“根”

对于女性朋友来说，卵巢扮演着非常重要的角色。它跟核桃大小差不多，表面呈葡萄状，挂在子宫的两侧。“大姨妈”这个大麻烦就是它带来的，你一定觉得它很“坏”，但是也有好的方面，比如排卵、分泌性激素，这会让女人维持身体的性特征和生育能力。想要永葆青春，别忽视了自己身上这个能够延缓衰老的器官——卵巢。所以，为卵巢保鲜就是保护女性朋友靓丽之“根”。

## 第一节 月 经

### 一、什么是月经

月经，民间俗称“大姨妈”，又称“例假”，顾名思义就是每个月“大姨妈”都会例行来探望你，小住几天，月月如期，经常不变，这种每个月按时从阴道流出的血就是月经。

月经第一次来潮称“初潮”，初潮的年龄多在13~14岁之间，16岁以后月经还没有来潮应当引起重视。月经初潮早晚主要受遗传、营养、体重等影响。近年来，月经初潮年龄有提前的趋势。

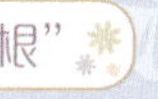

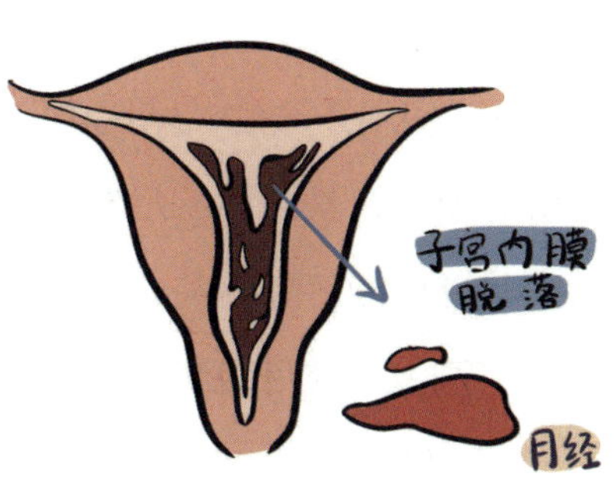


图3-1　月经

## 二、你的月经正常吗

月经是否正常主要取决于以下5个方面。

### 1.月经周期——“大姨妈”如期到访

阴道出血的第1天是月经周期的开始，两次月经第1天的间隔时间称为1个月经周期。一般为21~35天，平均28天，“大姨妈”来得太频繁，或者很久不来就是月经不调。

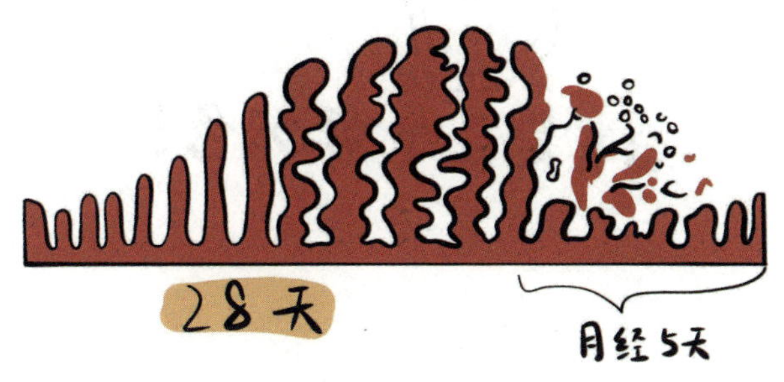


图3-2　月经周期

### 2.经期——“大姨妈”小住

经期是指每次月经来潮后持续的时间，一般为2~8天，平均4~6天。如果你的“大姨妈”长期不走，长达十几天淋沥不尽，这是不正常的，需要去医院就诊。

### 3.经量——你用几片“姨妈巾”

经量是一次月经的总出血量，正常月经量为20~60mL。但是很少有人将月经血放到容器中去测量，因此，日常生活中，可以根据“姨妈巾”的用量去判断，正常平均每天使用2~4片“姨妈巾”。

如果量过多，需要引起重视，长时间的月经过多，容易引起贫血。月经量过少可能与年龄大或卵巢功能下降有关，流产后子宫内膜变薄、宫腔粘连也会引起月经量减少。偶尔一次月经量过多或过少是正常的，如果多次出现这种情况需要及时到医院就诊。

#### 4. 正常月经颜色、质地——正宗“姨妈色”

正宗“姨妈色”是暗红色，血不凝，只有出血多的时候才会出现血凝块。

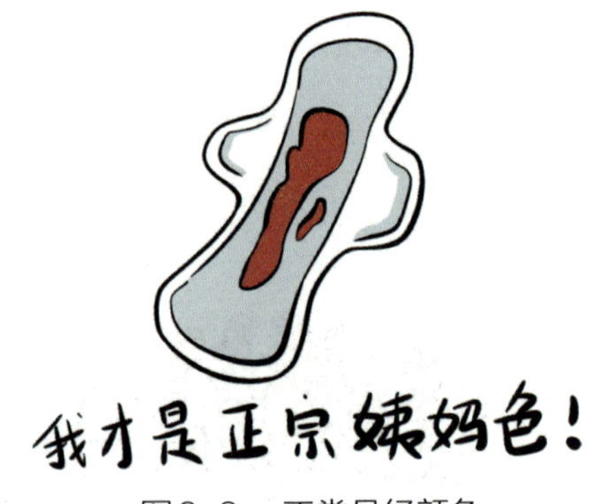


图3-3　正常月经颜色

#### 5. 伴随症状

“大姨妈”来之前或来的时候一般没有特殊症状，有些女性会出现下腹坠胀及腰骶部酸困不适，少数出现腹泻，也有头痛及脾气暴躁的症状。如果症状每个月都会伴随月经出现，而且难以忍受，需要到医院就诊。

### 三、你想知道的几个月经问题

（1）月经规律。月经初潮后短时间内可能会紊乱，不要着急，这是生殖轴还不健全导致的，需要几年时间才能建立规律的月经。

（2）运动。月经期可以参加强度不大的运动，但是不能游泳、不能参加消耗大量体力的运动。

（3）保暖。经期要注意保暖，特别是头部、小腹、膝部、踝部等，一定要避免淋雨。

（4）洗澡。经期是可以洗澡的，但是只能淋浴，不能盆浴。

（5）出血。非经期的出血原因很多，可能与炎症、内分泌紊乱、药物使用不当、损伤、生殖器官的良性或者恶性病变有关，凡是不正常的出血，都需要及时就诊，以免贻误病情。

## 四、崩漏

崩漏是妇科常见病、危重病，主要是由于肾－天癸－冲任－胞宫生殖轴的紊乱所导致的月经周期、经量、经期的失调，甚至导致不孕的一种疾病。

（1）方剂渊源。中医学对本病的认识最早见于《黄帝内经》“阴虚阳搏谓之崩”。后世医家在《诸病源候论》中曾提出“劳伤气血”“脏腑受损”是崩漏的主要病机。《景岳全书》对其病因病机曾提出“先损脾胃，次及冲任”“穷必及肾”。《妇科玉尺》云：“思虑伤脾，不能摄血，致令妄行。”提出脾虚是崩漏的一个重要原因。可见素体脾虚或饮食不洁、劳倦思虑伤脾，导致脾气受损，不能统摄血液，则发为崩漏。或素体先天不足、肾气不足或后天房劳、久病损伤肾气，肾气亏虚则肾失封藏，冲任不固，不能制约经血则发为崩漏。可见脾肾亏虚是本，血热血瘀是标。治疗上当补肾健脾，固冲止崩，祛瘀生新。

本文选择宫血停颗粒来介绍，宫血停颗粒见于《中药成方制剂》。源自补中益气汤（《脾胃论》）合二至丸（《医方集解》）加减。近代医家曾言：“如血多者，加炒地榆一两、蒲黄炭四钱、棕炭四钱；滑脱者，加龙骨四钱、牡蛎四钱、海螵蛸四钱。”

（2）方剂组成。黄芪、升麻、党参、益母草、蒲黄、枳壳、龙骨（煅）、牡蛎（煅）、当归、女贞子、墨旱莲。

（3）方解。针对其脾肾亏虚的病机，方中黄芪益气升阳，以资生血之源，“血脱者益其气”，气旺则血生。党参、升麻、当归气血双补，补气健脾，脾阳得升，统摄有权，则血易止；益母草、蒲黄、枳壳化瘀止血；辅以煅龙骨、煅牡蛎收敛固冲止血，墨旱莲、女贞子滋补肝肾、凉血止血；升麻升提中气以止血。综合全方，标本兼治，一则补肾健脾，气血生化有源，气虚诸证自可痊愈；二则祛瘀生新，恢复冲任、胞宫正常功能。

现代药理研究认为黄芪具有加强毛细血管抵抗力、增加免疫调节的功能。党参能增强免疫力，促进造血功能；当归能兴奋子宫，促使平滑肌收缩。益母草、蒲黄、枳壳、墨旱莲此四味药已被证明有促进子宫收缩作用，通过兴奋子宫，增强子宫平滑肌收缩而引起其内膜脱落，排除瘀血、祛瘀生新、以利止血。

（4）功效及主治。补益脾肾，化瘀止血。用于脾肾两虚、气虚血瘀而致的月经过多及崩漏。症见月经量多，经期延长，崩漏下血，血色淡而稀薄或血色暗红有血块，小腹坠痛，面色苍白，头晕目眩，心悸气短，腰腿酸软，神疲乏力，容易出汗，舌质暗淡，脉细弱。注：恶性肿瘤出血患者忌服。

## 第二节　卵巢功能失调导致的常见疾病

卵巢是个能干的小家伙，既能为卵子生长发育遮风挡雨，又能分泌各种激素为女性一生保驾护航；卵巢又是个娇生惯养的小公主，敏感又脆弱，情绪不好、生活习惯不好、环境恶劣都会受到伤害，而最重要的是卵巢最怕岁月无情，对于卵巢来说，年龄是个硬伤，不可逆转。娇滴滴的卵巢小公主落难后，郁郁寡欢，满面愁容，失去正常功能，一连串的麻烦事将会接踵而至。

## 一、多囊卵巢综合征

女性的卵巢就像一个战场，那么卵子便是士兵，下丘脑 - 垂体 - 卵巢轴是指挥官。指挥官头脑不清、战术不精、乱指挥，卵子士兵招募的越来越多，粮草有限，卵子士兵顿顿饿肚子，个个长不大，无法挑选出精英，需要上战场时没有一个能用的。结果呢？没有大卵泡，没有排卵，一堆小泡泡挤在卵巢里，这就是多囊卵巢综合征（PCOS），简称“多囊”。多囊卵巢综合征这个家伙欺软怕硬，专挑年轻女性，多针对 17~30 岁的小仙女，育龄女性中有 5%~10% 被其坑害。

### 1. 出镜率如此之高的多囊卵巢综合征

多囊卵巢综合征（PCOS）是常见的生殖内分泌代谢性疾病，严重影响女性的生活、生育及远期健康，临床上以雄激素过高、持续无排卵、卵巢多囊样改变为特征，常伴有胰岛素抵抗和肥胖，远期常常并发子宫内膜癌、糖尿病和心血管疾病，可谓“恶行满满”。

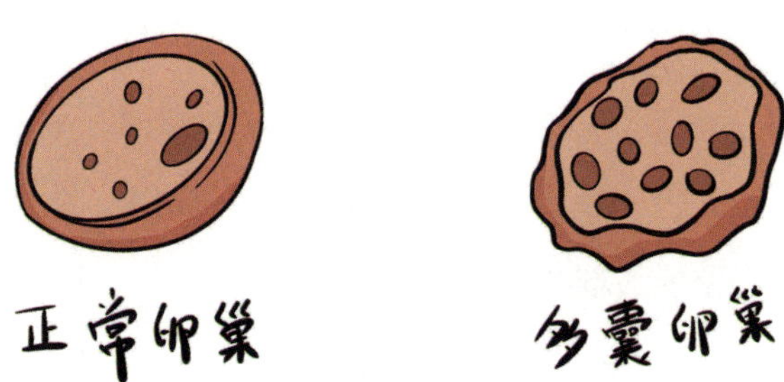


图3-4　多囊卵巢

### 2. 为什么会得多囊卵巢综合征

多囊的病因比较复杂，至今尚不清楚，目前认为与遗传、环境及生活习惯有关，多囊卵巢综合征存在明显的家族聚集性，妈妈有多囊的情况下，女儿得多囊的概率就会相应的增加；个人长期不良的饮食及生活习惯，也会成为诱发因素。

### 3. 多囊卵巢综合征的种种恶行

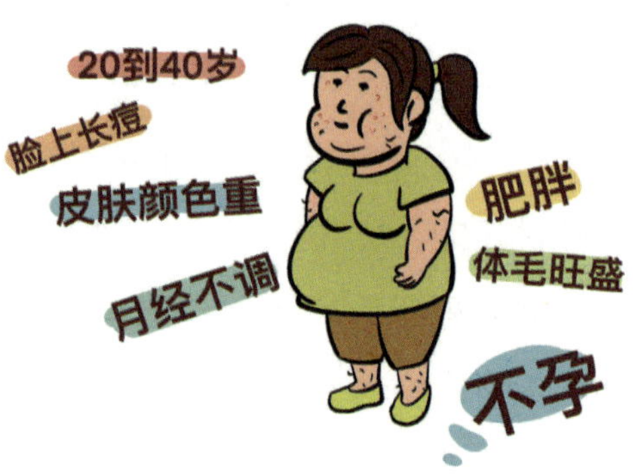


图3-5 多囊卵巢综合征的种种恶行

（1）“大姨妈”出状况——月经不调。多囊的患者都有月经不调，或有滴滴答答、不休不止，或有山崩之势、暴下不止，更多的是月经迟迟不来，有的2~3个月一次，有的甚至半年到一年才来一次。这可省下了不少“姨妈巾”，殊不知这样的月经模式是很危险的。没有孕激素保护的子宫内膜十分激进，野蛮生长，不但会有异常出血的情况，子宫内膜增生过度还有癌变的风险。

（2）断子嗣——不孕。多囊的患者或排卵不规律，或不排卵，这就很难推测受孕的最佳时机，很容易错过受孕机会。所以，多囊患者多因排卵稀少或不排卵导致受孕困难或不孕。

（3）毁容颜——多毛、痤疮。雄激素过高往往引起长痘、长毛，有人腿毛长、阴毛长，也有人上唇长“小胡子”或乳晕周围长毛毛。痘痘常见于额头、下巴和胸背部。

（4）毁身材——肥胖。明明吃得不多，但体重却年年增长，感觉“喝水都会长胖”，不知不觉已经长成了“胖妹子”。胖多囊多有土豆体形之称，体形壮实或浑身圆鼓鼓的，面色黄暗，皮肤粗糙，身体困重，腹壁脂肪较厚但柔软，小腿粗。但是也有一部分很苗条的女性患有多囊，也就是瘦多囊。

（5）黑棘皮症。多囊患者多出现“黑脖子”，也会在外阴、腋下、乳房下和腹股沟等处出现皮肤发黑、增厚。

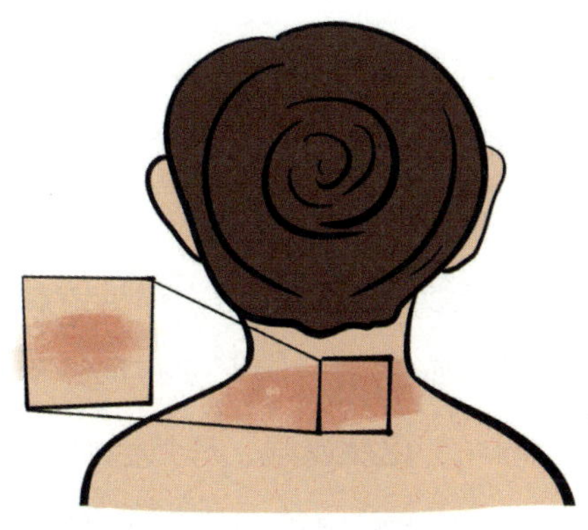

图3-6 黑棘皮症

### 4.怎样确定是多囊卵巢综合征

诊断多囊三部曲，参照2011年发布的PCOS诊断标准。

第一步：看看你的“大姨妈”。

“大姨妈”迟迟不来或闭经，或者子宫非月经期乱出血。

第二步：数数卵巢里的小泡泡。

B超就是妇科医生的眼睛，很多妇科疾病的诊断都要依赖它。PCOS当然也不例外。超声下看到卵巢里的一个个黑黑的、圆圆的大小为2~9mm的小泡泡，就是窦卵泡。超声医生就是通过数这一个个的小泡泡来诊断你有没有多囊样改变（PCO）。如果这些小泡泡在一个切面下超过了12个，那诊断PCO可就当之无愧了。可话又说回来，PCO可不是PCOS，切记！20%~30%的正常月经的女性也会有PCO的哦！

第三步：瞧瞧你有没有男性化。

性激素提示雄激素过高或身体出现男性化表现，如长毛毛、长痘痘的情况。

注意，划重点啦！多囊卵巢综合征的诊断需要全方位的检查，第一步是诊断的必需条件，同时需要满足第二步和第三步其中之一，同时还需要医生排除其他疾病的可能。

### 5. 得了多囊卵巢综合征后该怎么办

多囊卵巢综合征对女性健康的影响可能是贯穿一生的，可以治疗，但是很难治愈，积极管理就可以降低其对生活的影响。了解它、制服它，虽不能消灭它，但却可以让它听话。

胖多囊多表现为体形壮实，面色黄暗，精神倦怠，皮肤粗糙，身体困重；瘦多囊多表现为虽然体形苗条，但大多有月经不调、多毛、长痘痘的情况。中医治疗以补肾调冲、化痰燥湿、理气活血最为合适。

在中药调理过程中，不要忘记管理好自己的生活方式，控制饮食和积极运动，简单来讲就是管住嘴、迈开腿，要想少吃药、症状改善得快又好，这个规定动作可不能丢。减少食物中的热量，调整饮食结构，多吃绿叶蔬菜、水果，忌食甜腻食物，限制动物内脏、动物油脂及油炸食物的摄入；坚持有氧运动，每天30分钟快走、慢跑、健身操或骑自行车都是不错的选择。

多囊患者到底选择哪一种药物治疗，要根据病情以及个人需求，有人想消除脸上的痘痘，有人想让多毛的现象得到控制，有人想生宝宝，所以根据不同的需求，治疗方案上也会有一些差别，哪款方案适合你，一定是由医生说了算哦！

### 6. 如何预防多囊卵巢综合征

（1）健康的生活习惯。避免经常熬夜，养成早睡早起的好习惯，避免久坐，不要抽烟，不要过度饮酒。

（2）保持好心情。注意情绪调节，保持心情舒畅，避免抑郁、暴怒、过度紧张和长期焦虑等不良情绪。

（3）坚持锻炼身体。适当运动不仅有利于内分泌调节，而且可以增强体质提高免疫力，同时还能控制体重。

（4）注意饮食均衡。饮食宜清淡、富含营养，建议进食低脂、低糖、低热量、高纤维素的食物，远离碳酸饮料和油炸、膨化食品，避免暴饮暴食。

（5）环境调护。不宜长期居住在潮湿的环境中，在连绵阴雨季节，要注意预防湿气侵袭。

### 7. 女性担心的问题聚焦

（1）B超提示卵巢多囊样改变是不是多囊卵巢综合征。B超提示卵巢多囊样改变（PCO），是指卵巢体积增大超过10cm$^3$，一侧或双侧卵巢内见12个以上直径2~9mm的小卵泡。这些卵泡排列整齐，就像串珠一样。

50%~70%的多囊卵巢综合征患者有PCO，但是卵巢多囊样改变不一定都是多囊卵巢综合征。卵巢多囊样改变（PCO）也可见于正常人、长期服避孕药者以及其他原因没有排卵的女性。PCO对明确多囊卵巢综合征诊断非常重要，但PCO的形态变化并不是多囊卵巢综合征患者特有的表现，也不是诊断多囊卵巢综合征所必备的条件。也就是说，PCO只是一种现象，而不是一种疾病，是不需要治疗的。

（2）瘦人也会得多囊。我们印象中的多囊卵巢综合征患者大多都是“胖人”，但不是只有肥胖的人才能得多囊卵巢综合征，瘦姑娘也会得多囊。脂肪对月经的影响是非常重要的，身体脂肪太低、营养不良就不能来月经或不能维持正常月经，影响内分泌调节，抑制性腺轴功能，从而影响卵泡发育及排卵，导致多囊卵巢综合征。所以，不管胖瘦都可能得多囊卵巢综合征，瘦多囊也要引起重视，积极治疗才是重中之重哦！

（3）多囊遗传，究竟是真是假。多囊女性的直系亲属中，其母亲和姐妹PCO的发生率明显增高。多囊卵巢综合征有种族倾向性、家族聚集性和孪生相似性。但话又说回来，多囊发病多与生活环境、生活习惯有关，而一家人难免饮食习惯和生活方式相似。所以，家族性疾病不一定是遗传病。

（4）多囊卵巢综合征的促排卵治疗的后遗症。多囊卵巢综合征引起稀发排卵甚至不排卵，想要小孩，一般都会进行促排卵治疗。促排卵治疗的药物有一些不良反应，比如说药物使用过量，可能会引起卵巢过度刺激综合征、多胎妊娠等，但这些不良反应的发生率非常低。促排卵药物没有后遗症这一说，促排卵药物中含有的激素，正常女性身体中也有。多囊患者使用促排卵药物是因为机体缺乏，需要外源性补充而已。如果得了多囊想要小孩，一定要到正规医院进行促排卵治疗，不需要太过担心后遗症的问题。

（5）多囊合并胰岛素抵抗是否会得糖尿病。胰岛素是一种可以控制血糖正常水平的物质，当我们血液中的葡萄糖升高，体内释放胰岛素通知细胞吸收葡萄糖。胰岛素抵抗是细胞对胰岛素敏感性下降，需要增加更多的胰岛素才能催得动细胞来吸收葡萄糖，从而导致高胰岛素血症。胰岛素抵抗和高胰岛素血症是多囊卵巢综合征糖代谢异常最主要的表现之一。胰岛素抵抗和高胰岛素血症在不干预情况下有可能发展为糖尿病，因此建议早期干预，通过调整生活方式，减重、运动、均衡饮食、配合药物治疗，减缓胰岛素抵抗进展为糖尿病的步伐，甚至将其扼杀在摇篮中。

（6）多囊卵巢综合征女性怀孕后为什么容易流产。多囊卵巢综合征异常的激素环境会导致卵泡发育障碍，卵子质量差，“种子”质量不好；不排卵，子宫内膜长期受单一雌激素刺激，子宫内膜容受性差，影响了“土壤环境”，容易流产；多囊会出现内分泌及代谢异常，会导致胚胎质量差；排卵后易出现黄体功能不足，易诱发流产；上述种种恶性均会引起或导致流产发生。因此，多囊卵巢综合征一定要正规就诊，长期管理。对于有生育要求的患者，特别是以前有过流产史、存在异常指标的患者，一定要提前纠正后才可以备孕，降低流产的风险。

（7）多囊卵巢综合征是否能根治。多囊卵巢综合征同高血压、糖尿病一样，是慢性病，虽然不能治愈，但是“可控、可调”。多囊卵巢综合征的临床表现多种多样，因人而异，有些人症状轻，比如有些朋友只是月经稍不规律，但没有出现完全不排卵，有机会自然怀孕，生活方式积极健康，人也比较瘦，远期健康的影响也比较小，这种情况谈不上自愈，但疾病影响确实不大。而月经长久不来甚至闭经，痤疮、毛发浓密和体重超重、肥胖的朋友出现糖尿病、心血管疾病和子宫内膜癌等并发症的风险就明显升高。

所以，多囊卵巢综合征是一个不能根治的疾病，对于现症积极对因处理，对于后续并发症，需未雨绸缪，做好预防。

## 二、闭经

女性朋友的“大姨妈”月月按时来“家访”，对“大姨妈”这个大麻烦真是又爱又恨。“大姨妈”定期督导真的很烦，不能自由自在，不能无拘无束，甚至还有点焦躁不安；但是“大姨妈”突然不来了，你慌不慌？心里还是会有担心和些许思念的。有小姐姐觉得没有生育需要，管它“大姨妈”来不来，这里需要明确一点，按时来月经不是为了生孩子，而是保证子宫内膜的正常脱落，长期不来月经容易出现子宫内膜只增生不脱落，长期单一雌激素刺激子宫内膜如杂草般疯狂生长，无孕激素拮抗，会增加子宫内膜癌的发生概率。“大姨妈”迟迟不来，一定要重视，下面一起来探探其中的“猫腻”。

### 1. 闭经是怎么回事

闭经，简单来说就是“大姨妈”不来了。根据以前有没有月经来潮，分为原发性闭经（从未来过）和继发性闭经（曾经来过）。原发性闭经分为两种情况，一种是年龄超过14岁，但是乳房、外阴都还没有发育，月经没有来；另一种是年龄过了16岁，乳房、外阴都已经发育，但是月经还是迟迟未光顾。对于继发性闭经来讲，曾经有过正常月经的经历，随后超过半年都不见“大姨妈”的踪影，或者是超过了以往3个月经周期的总时间长度，月经还未来潮。

听上去好像有点复杂，通俗来讲，闭经不是一个独立的疾病，而是“大姨妈”该来而没有来的一种现象。

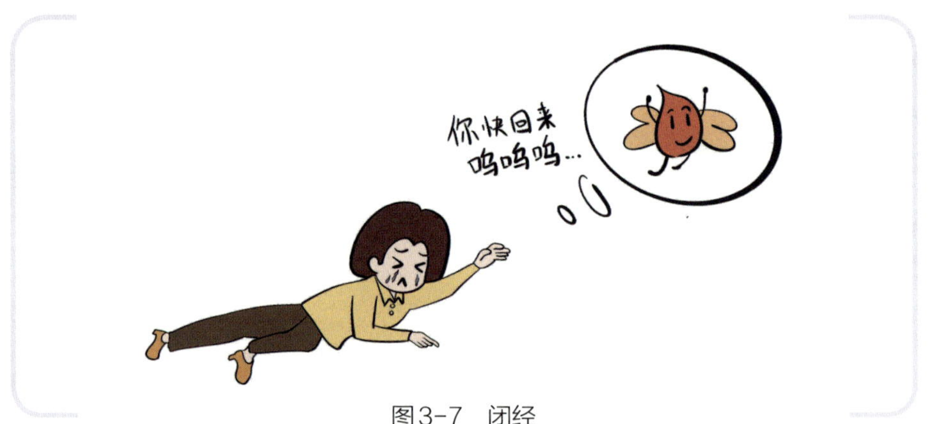


图3-7 闭经

## 2.为什么闭经

（1）原发性闭经。比较少见，大多是遗传、先天性发育缺陷或生殖道异常引起。

（2）继发性闭经。病因复杂，首先要排除是不是怀孕了，其次控制正常月经周期的4个环节（下丘脑、垂体、卵巢及子宫）中任何一个环节出问题，都会引起闭经。

## 3.诊断闭经分三步

第一步：看病史。

原发性闭经：母亲及姐妹月经情况。

继发性闭经：以往月经情况；有无导致闭经的原因，如减肥、服避孕药或激素、情绪刺激、生活环境改变等；有无内分泌疾病病史；有无近期分娩史、人流史等手术病史。

第二步：看身体情况。

生长发育情况：有无营养不良及既往健康状况。

医生进行妇科检查：了解生殖器的发育，有无先天性缺陷、畸形，有没有长肿瘤，外阴毛发分布，乳房发育情况，乳房有无乳汁分泌。

第三步：看检查结果。

激素测定：有性生活的闭经患者需要先查血HCG排除怀孕，性激素检查，甲状腺功能检查等。

B超：看看有没有子宫及子宫发育情况、子宫内膜厚度、卵巢情况、有没有长肿瘤、有没有卵巢多囊样改变等。

宫腔镜检查：看看有没有宫腔粘连及宫腔病变等。

### 4.“大姨妈”不来了，该怎么办

“大姨妈”不来，要么是堵住了下不来，要么是身体太虚，物质匮乏，没有东西可下。中医治疗，实证者泻而通之；虚证者补而通之；虚实夹杂者当补中有通，攻中有养。

中药治疗的同时，要重视积极治疗全身疾病，提高自身体质，供给足够营养，保持标准体重。运动过度引起的闭经，应适当减少运动量。精神因素引起的闭经，应进行耐心的心理治疗，消除精神紧张和焦虑。肿瘤、多囊卵巢综合征、高泌乳素血症等引起的闭经，要根据病情及自身需求，在医生的指导下进行特异性治疗。

### 5.闭经患者日常生活中如何预防调护

（1）调整饮食结构。闭经患者要注意饮食结构均衡，荤素搭配，多吃一些蛋白质含量比较高的食品，少吃寒凉或过于油腻的食物，特别是节食引起的闭经，调整饮食后大多能恢复正常月经。

（2）适当的体育锻炼。避免长期剧烈运动，运动强度太大要适当减少运动量，这在一定程度上可以帮助月经恢复。

（3）调节情绪。保持心情舒畅、积极乐观、情绪稳定，避免精神刺激。焦虑、抑郁、压力大可以向亲朋好友倾诉，缓解自身心理压力。

（4）保持良好的生活习惯。制订合理的作息时间，防止过度劳累。

（5）做好计划生育。避免意外怀孕，尽量减少人流次数。

### 6. 女性担心的问题聚焦

（1）“大姨妈”不来了是否能恢复。闭经是女性最常见的临床症状，闭经以后会不会恢复正常月经周期，通常要依据闭经的原因来做具体判断。如果是怀孕引发的闭经，通常在妊娠状态解除后，很快就会恢复正常的生理状态；如果是下丘脑–垂体–卵巢轴任何一环节“掉链子”引起的闭经，则需要积极治疗，功能正常后月经可恢复；若因疾病导致子宫切除，不会再有月经复潮。

（2）“大姨妈”不来了是否为卵巢早衰。闭经不一定是卵巢早衰，可能与多囊卵巢综合征有关，也有可能是宫腔粘连引起的等。如果发生闭经，应及时前往医院查明原因，排除多囊卵巢综合征、高泌乳素血症、甲状腺功能异常、卵巢早衰等疾病，进行积极、正确的治疗。

（3）“大姨妈”不来了还能要小孩吗。首先需要搞清楚是什么原因引起的闭经，如果是卵巢功能减退引起的，那么要小孩是有一定困难的，“造人”需要有原料，即怀孕需要卵子，对于卵巢功能减退的患者来说，没有卵子排出，怀孕就是非常困难的事。但如果是其他原因引起的闭经，找到原因，积极治疗，引起闭经的因素解除后就可以怀孕啦！

（4）闭经和绝经的区别。在中国平均绝经年龄是49.5岁左右，绝经也就意味着卵巢功能衰竭，卵泡耗尽，是一个自然的生理过程，所以如果在这个年龄段闭经是正常的，无特殊情况是不需要治疗的。而对于青春期、育龄期女性来说，“大姨妈”不来探望了，肯定是不正常的，属于病理状态，需积极治疗。需要强调的是，40岁以前的女性出现闭经，一定要警惕卵巢功能下降，尽早前往医院诊治，以免延误病情。

## 三、更年期综合征

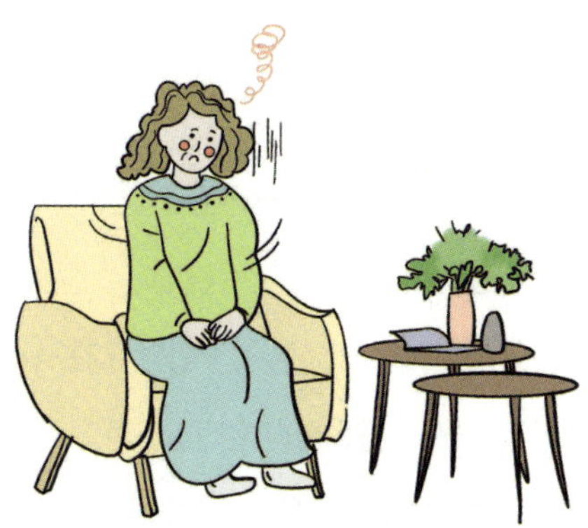

图3-8　更年期综合征

“老朋友”好久都没见面了，东西刚买回来就不记得放哪了，突然变得很烦躁、焦虑，想发脾气，最近老觉得心慌、胸闷、失眠、健忘，莫名的沮丧、失落，汗出烘热，阵阵来袭，这到底是怎么了？你可能进入了更年期的大队伍。

每年的10月18日被选定为“世界更年期关怀日”。据世界卫生组织估计，到2030年，全世界将会有12亿以上的更年期女性，我国的更年期女性将超过2.1亿，约占总人口的1/7，此队伍甚是庞大。更年期正是许多疾病明显增加的时候，如糖尿病、骨质疏松、心脑血管疾病、老年性痴呆

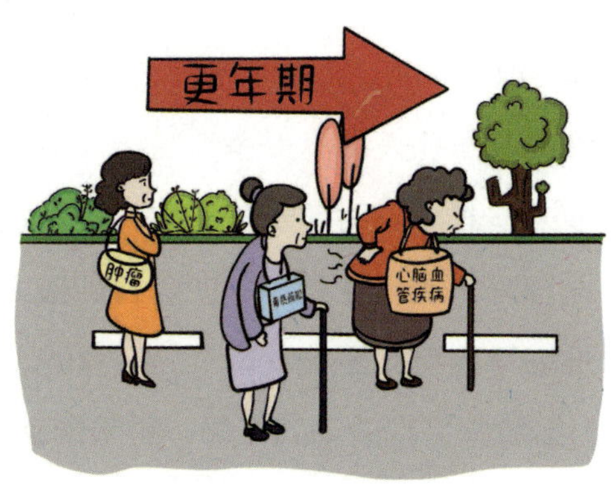


图3-9　更年期疾病

症、泌尿道综合征、妇科肿瘤等众多疾病集中向女性袭来。

更年期是什么？需不需要治？能不能治？不治会怎么样？下面我们一起来了解下更年期综合征。

### 1. 什么是更年期

更年期一词，由来已久，家喻户晓。在医学上对应的名词是绝经过渡期，是卵巢从精力充沛到逐渐衰老，最后宣告"退休"的过渡期，是女性卵巢功能开始衰退至完全丧失的一个转变时期，在44~54岁，平均是49.5岁，是女性朋友一生中必经的、重要的生理时期。

这期间，由于卵巢功能开始衰退，卵巢分泌的性激素主要是雌激素波动或减少导致内分泌平衡失调，从而出现月经的改变、潮热、汗出、心慌、胸闷、气短、失眠、尿急、尿频、尿痛、阴道干涩疼痛等不适症状，称为更年期综合征，一般在绝经过渡期月经紊乱时，这些症状已经开始出现，可持续至绝经后2~3年，少数女性到绝经5~10年后症状才能减轻或消失。

### 2. 哪些症状可以判断你可能进入了更年期

在生活中，我们常常会听到丈夫抱怨说，你最近怎么老爱莫名其妙发脾气，是不是更年期到了，那么如何判断我们进入了更年期呢？

（1）月经改变。月经是卵巢功能是否正常的晴雨表，在卵巢功能逐渐减退的过程中，月经会表现出多种异常的形式，有时候月经总是提前，1个月来两次；有时候又迟迟不来，2~3个月拜访一次，量时多时少，还有可能拖拖拉拉、滴滴答答十几天都不干净，最让人头痛的是不规则出血，"姨妈巾"就像贴身保镖一样，随时都要携带。

（2）潮热、汗出阵阵来袭，这是更年期综合征最突出的特征。"害羞脸红"让人紧张、难堪导致社交困难，这不是有意的，确实是身不由己。由于卵巢功能下降，雌激素呈现波动式下降，雌激素掌控着血管的收缩和舒张，下降的雌激素控制失灵，所以出现不定时的，短暂的脸上、脖子以及前胸皮肤一阵阵发红、烘热及出汗，有时候着急、紧张或遇到人多的环境，比如挤地铁、逛超市，就会不自主地出现脸红，严重的一天几十次不等。

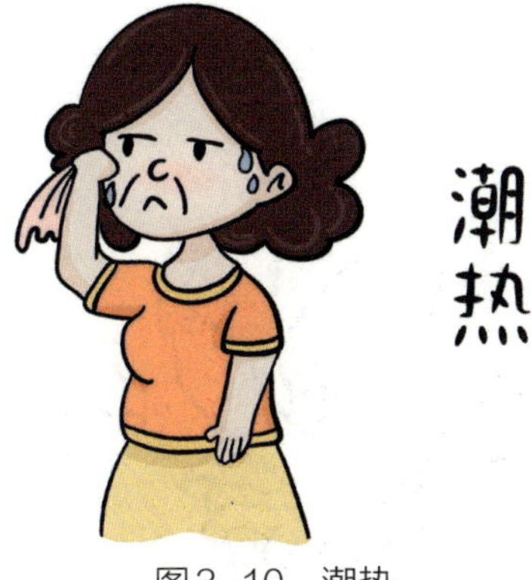


图3-10　潮热

（3）“莫名其妙”的情况不约而至。不知道从什么时候开始，记性就不太好了，必须将所有的事务拿本子记录下来，有时候转个身的功夫就忘记了自己要干什么。疲惫、焦虑、难以控制的恼怒，有时候又莫名其妙地想哭泣，情绪像坐过山车，忽上忽下，常常搞得家庭关系紧张。严重者会抑郁，茶饭不思，甚至有想要轻生的念头。

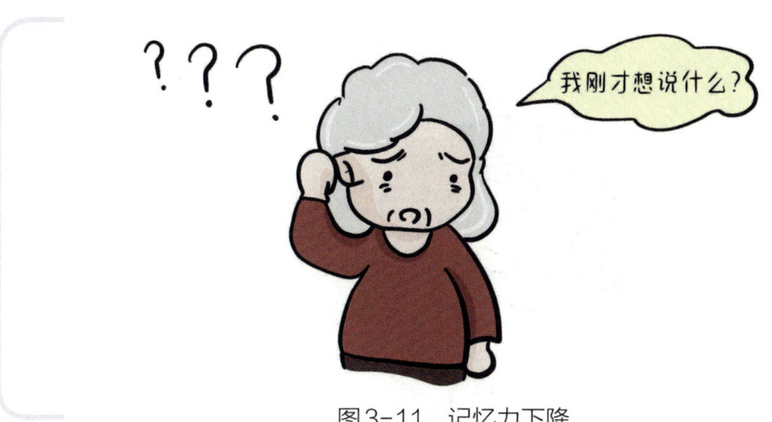


图3-11　记忆力下降

（4）难以启齿的尴尬。工作、生活当中突然外阴瘙痒难忍，坐卧不宁，总想在无人地方挠抓，甚至私处被挠抓溃烂，无法集中注意力工作；或阴道干涩疼痛，性欲减退，性交困难，影响夫妻感情；或排尿困难，尿急，尿频，尿失禁，不经意间弄湿裤子以及反复尿路感染等泌尿生殖道症状，让女性朋友痛苦不堪，降低生活幸福指数。

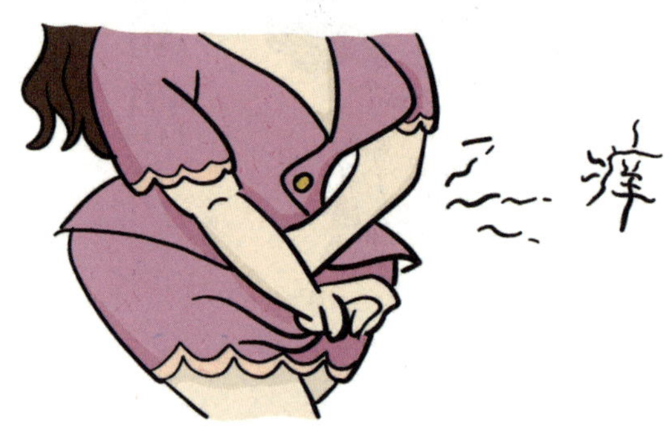


图3-12　外阴瘙痒

（5）血压忽高忽低，就像坐山车，时有头疼剧烈。心前区憋闷不适、心悸、气短、动脉硬化发生率增加，冠心病发病率亦增高，心律不齐或伴有轻度心脏供血不足等心血管疾病。

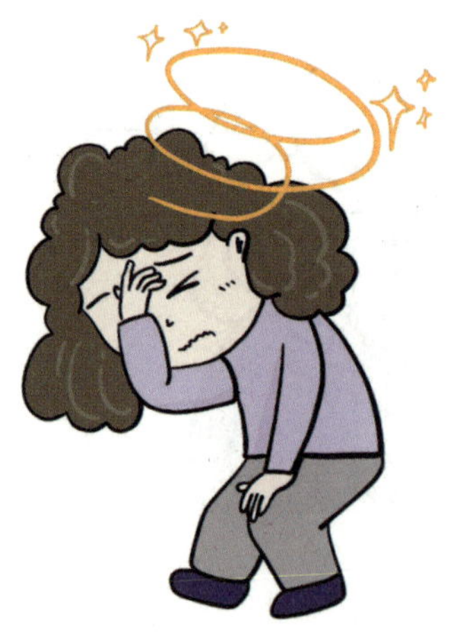

图3-13 血压异常

（6）弯腰、驼背及骨质疏松来袭。女性从40岁左右起骨质开始脱钙，每年钙丧失约1%，骨质吸收大于骨质形成，可逐渐发生骨质疏松。主要表现为关节、肢体及腰背疼痛，严重者出现驼背或骨折。甚至出现脊柱的压缩，身材变矮，脊柱后突和行走困难，严重时产生脊柱压缩性骨折，同时身体部位容易发生骨折，上肢桡骨远端及下肢股骨骨折更常见。

（7）容颜不在，脂肪相伴。皮肤丧失水分、失去弹性，皱纹逐渐增多，老年斑逐渐增多。皮肤干燥、瘙痒，毛发开始变白脱落。腹部和臀部脂肪增多，体形改变。

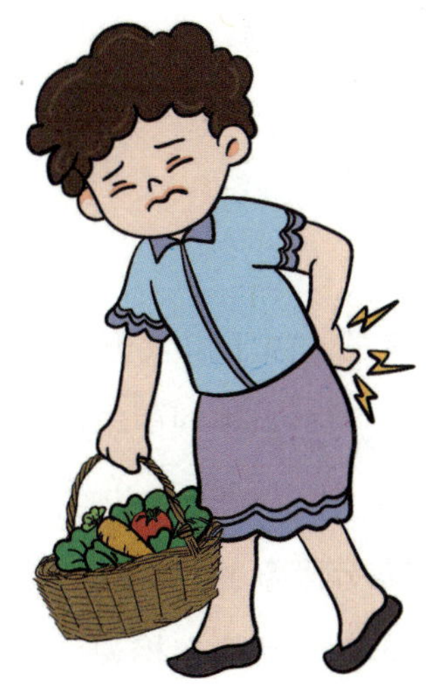

图3-14　骨质疏松

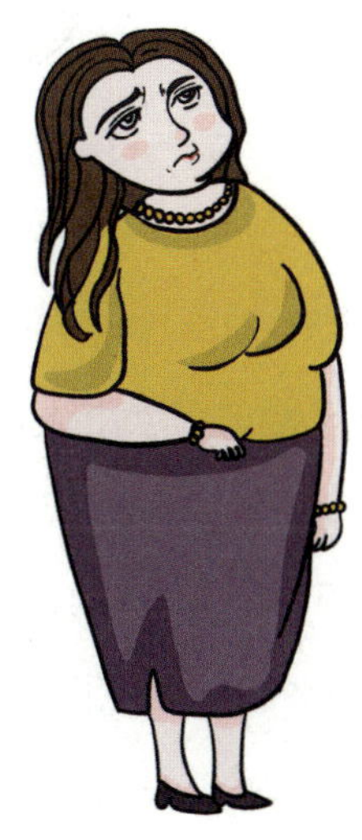

图3-15　体态变化

（8）内心惊慌、焦躁，行为异常。终日或间歇地无缘无故焦急紧张，心神不定，或无对象、无原因地惊恐不安；或是忧郁悲观、情绪沮丧，对更年期出现的一些症状顾虑重重，怀疑自己的疾病非常严重；或是言行消极，思维迟钝或喜欢回忆生活中一些不愉快的事；或常常因很小的刺激而引起大的情绪波动，易生气和产生敌对情绪，精神分散，难以集中；或是压抑自己性生理需求，加重了性功能障碍，有些女性误将绝经当成绝欲，造成夫妻间相互冷漠、疏远。同时还可表现为多疑、自私、唠唠叨叨、遇事容易急躁甚至不近人情，在家庭和社会交往中人际关系紧张、不协调。以上这些变化并不是在每个更年期的女性身上全部表现出来，而是有轻有重，或多或少，或有或无。

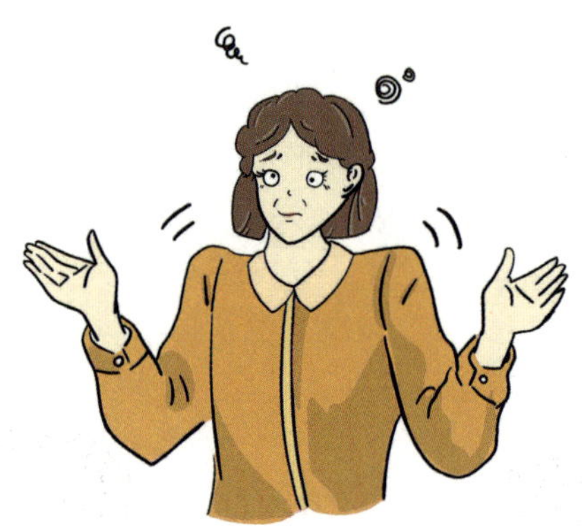

图3-16　行为异常

### 3.如何准确判断自己进入更年期阶段

（1）更年期的预测指标。①家族情况，由于进入更年期的年龄与遗传因素有一定关系，所以祖母、母亲、同胞姐姐出现更年期的年龄可以作为女性进入更年期年龄的预测指标参考。当然该指标也可受后天生活条件、环境、气候、社会因素、药物、疾病等因素的影响，使更年期提前或推迟。②初潮年龄，月经初潮年龄与更年期年龄是负相关，即初潮年龄愈早，更年期（绝经）年龄愈晚；相反，初潮年龄愈晚，更年期年龄则愈早。③月经紊乱现象，月经紊乱为最终绝经前的月经表现形式，绝经是进入更年期的重要指标之一。通过以上预测方法和自己身心的具体感受，大多数女性可以知道自己是否已进入了更年期。

（2）女性绝经期自测表自测。女性朋友一旦出现上述症状，可采用“女性绝经期自测表”自测进行评估打分，15分以上就要咨询医生了，女性绝经期自测表自测如下图。

| 通常 kupperman 评分中任何一项达到 2 分即影响到患者的生活质量，即 症状严重 | | | | | | |
|---|---|---|---|---|---|---|
| 女性绝经期自测表（ Kupperman改良评分） | | | | | | |
| 症状 | 基本分 | 评分程度 | | | | 症状得分 |
| | | 0分 | 1分 | 2分 | 3分 | |
| 潮热及出汗 | 4 | 无 | 〈3次/日 | 3-9次/日 | 〉10次/日 | |
| 感觉障碍 | 2 | 无 | 与天气有关 | 平常有冷、热、痛、麻木 | 冷、热、痛感丧失 | |
| 失眠 | 2 | 无 | 偶尔 | 经常，服安眠药有效 | 影响工作生活 | |
| 易激动 | 2 | 无 | 偶尔 | 经常，能克制 | 经常，不能克制 | |
| 抑郁及疑心 | 1 | 无 | 偶尔 | 经常，能控制 | 失去生活信念 | |
| 眩晕 | 1 | 无 | 偶尔 | 经常，不影响生活 | 影响日常生活 | |
| 疲乏 | 1 | 无 | 偶尔 | 上四楼困难 | 日常活动受限 | |
| 骨关节痛 | 1 | 无 | 偶尔 | 经常，不影响功能 | 功能障碍 | |
| 头痛 | 1 | 无 | 偶尔 | 经常，能忍受 | 需治疗 | |
| 心悸 | 1 | 无 | 偶尔 | 经常，不影响生活 | 需治疗 | |
| 皮肤蚁走感 | 1 | 无 | 偶尔 | 经常，能忍受 | 需治疗 | |
| 泌尿系感染 | 2 | 无 | 偶尔 | 〉3次/年，能自愈 | 〉3次/月，需服药 | |
| 性生活状况 | 2 | 正常 | 性欲下降 | 性交痛 | 性欲丧失 | |
| 总分 | | | | | | |
| 程度评价 | 正常 轻度 中度 重度 | | | | | |
| | 症状评分 =症状基本分 *评分程度，总分为各症状评分之和。总分：〉30 分为重度、16-30 为中度、6-15 为轻度、〈6 为正常 | | | | | |

图3-17　女性绝经期自测表

## 4. 遇到更年期，如何干预调整和治疗

（1）定期健康体检。更年期是病机四伏的敏感时期，此期间女性许多疾病发生率均会增加，而定期健康检查，至少保证每年一次的定期检查，可以及早发现和治疗一些疾病。①要做到定期进行妇科检查，保持外阴、阴道清洁干爽，可以通过妇科检查，查看外阴、阴道、宫颈、子宫附件及周围组织情况，检查阴道分泌物看是否有外阴、阴道感染。②女性性激素或AMH、甲状腺功能检查等，查看卵巢、甲状腺功能，明确已进入更年期。③超声检查，如心脏超声、妇科超声、乳腺超声、颈部血管超声以及甲状腺超声检查，排除相关脏器病变情况，做到早发现、早治疗。④进行宫颈癌前筛查（HPV+TCT），进行宫颈液基细胞学检查和人乳头瘤病毒感染检查，必要时进行阴道镜检查，判断是否出现组织病理学改变，来排查宫颈病变，预防宫颈癌发生。⑤其他相关检查，一些常规检查项目，如血常规、尿常规、肝肾功能、血糖、血脂、凝血以及一些特殊检查项目，如

微量元素、骨钙素以及肿瘤标记物等。如果身体不适，不能很好地自我调整，应寻求医疗帮助。

（2）科学的生活方式。调整心态，进行科学的、健康的生活指导，达到改善身体机能、缓解心理压力、改变生活方式，从而优雅地度过更年期。①正确的认识更年期，保持乐观心态。正视生命过程，保持与社会接触，积极投入到生活和工作中去，多了解、学习更年期基本知识和疾病防治措施。②与更年期女性和谐相处。社会和家庭都要重视女性更年期的心理。应充分告知丈夫和子女，自己可能进入了更年期，某些过激行为及举止某一时间段可能无法克制，言语或行为伤害到他们，希望他们多多理解，进行充分的沟通。丈夫及子女应该了解女性更年期的一些症状，体谅女性更年期的苦衷；关心、开导更年期女性，给予必要的照顾，努力使更年期女性保持良好的心态。这些对于更年期女性来说，是一个极大的心理安慰。必要时联系医务人员进行心理疏导，对于更年期女性来说，均存在一定程度的身心障碍，要加强与更年期女性之间的交流，通过关心帮助使其调节情绪。③调整生活起居，注意营养饮食，加强体质锻炼。慎起居：在生活中做到起居有常，不妄作劳，遵循自然规律以扶正气，每晚保证睡眠7~8小时，中午适当午休，以调养气息，增强全身免疫力，同时保持个人生活卫生清洁。节饮食：根据机体体质的不同，饮食需多加注意，防止损失脾胃后天之本而导致多病早衰或加重疾病演变，同时也应该注意营养，保证优质蛋白、蔬菜水果摄入（500g/d）；严格控制脂肪摄入；补充蛋白和补钙；严格控制盐的摄入（＜6g/d）；常吃菌类（如香菇、蘑菇、黑木耳等），其含有人体所需氨基酸及微量元素，有助于提高免疫力；亦可采取中药食疗，如常用枸杞子、金银花煮水代茶饮可除烦清热；用淮小麦、大枣、甘草煮水代茶饮舒畅情志；用桑叶、菊花煮水代茶饮醒脑明目；用柏子仁、合欢皮煮水代茶饮安神定志；用墨鱼或乳鸽1只、沙参30g、麦冬20g、五味子10g煲汤改善多汗潮热症状，忌食油炸、辛辣、油腻、高糖等食物，忌烈性酒、浓茶、咖啡等饮品。畅情志：中医认为“喜则生阳”，愉快的心情有利于阳气地生发，鼓舞正气，长期纠结的人会形成气滞、气结，因此要学会自我调节情绪，放松身心，保持愉悦的心情。宜锻炼：根据自身身体情况，进行适度的体育锻炼，每周不少于4小时，每天不少于30分钟，有利于骨质疏松的预防。必要时可制定个体化运动处方。也可通过太极拳、导引吐纳、散步、八段锦、气功等方式激发和维护身免疫力。

（3）寻求医师、药物的帮助。大部分人都可以平稳度过更年期，一般不需要特殊治疗，如果出现了明显的烘热汗出、急躁易怒、焦虑抑郁、失眠、性交障碍等问题或血压不稳、骨质疏松、严重心血管疾病等，就不能视而不见了，一定要寻求医生的帮助，指导我们顺利度过此阶段。①激素补充治疗是有效的选择。更年期是每位女性都需要经历的一个生理过程，本身不需要治疗。但在这个过程中因为雌激素波动和下降出现一系列影响生活质量的症状和慢性疾病时，缺什么补什么就是适宜的选择。补充雌激素后能显著提高生活质量，预防心血管疾病、骨质疏松，改善泌尿生殖道萎缩症状，但这是一项医疗措施，万万不可把它当作永葆青春的“灵丹妙药”自行随意使用。②中医助力，顺利度过更年期。中医认为女子到了七七之年，即49岁前后，机体各项机能都开始衰退，以肾最为明显，肾中有肾阴、肾阳，在肾气逐渐衰退的过程中，肾阴匮乏更为明显，阴不足则阳偏亢，阴阳不相维系，导致心、肝、脾功能失调而出现一系列更年期症状。一般常见有肝肾阴虚、脾肾阳虚、肾阴阳两虚、心肾不交以及肝郁气滞等证型，根据临床表现症状以及舌脉诊，辨证施治，对症下药。口服中药或者中成药：六味地黄丸、知柏地黄丸、一贯煎等都是我们非常熟悉而且疗效绝佳的缓解绝经综合征的中成药，虽然很容易就能购买到，但是一定要遵循辨证施治的原则，在医生的指导下使用，万万不可“眉毛胡子一把抓”，带着吃了再说的态度，可能对病情不利。针灸治疗不可小视：小小银针不可小觑，绿色天然的治疗对于改善睡眠质量、睡眠深度以及焦虑症状尤其是焦虑、头痛，效果非常显著。另外，“灸治百病”，艾灸三阴交、关元、肾俞穴等也可改善绝经过渡期潮热出汗、感觉异常、失眠以及皮肤蚁行感等不适症状。多种中医适宜技术来助阵：如耳穴疗法，耳朵如一个倒置的胎儿，人体的许多器官都在耳朵上都有相应的反应点，使用王不留行籽贴敷按压在相应的反应点上，每天定时按压揉搓，对更年期失眠、神经衰弱、头痛以及疲劳综合征有很好的疗效。还可以刮痧按摩推拿，舒筋通络、行气活血、调整阴阳，对更年期紧张所致的头痛、心悸以及失眠效果极佳。穴位贴敷及注射效果也很好，通过经穴用药贴敷或直接注射给药，从而达到针刺、穴位、药物的协同作用，使药物的作用增强，起到调畅机体气血津液，平和五脏六腑，减缓因脏腑失和所致的不适症状。另外，也可通过学习太极拳、导引吐纳、散步、八段锦、气功等方式激发和维护身体免疫力，缓解更年期引起的诸多不适症状。

总之，遇到更年期不要慌，它就像是女性生命周期中的秋天，是每一位女性都要面临的一个阶段，有着这个阶段独特的美，保持积极健康的心态，接受它、适应它，改善起居，健康体检，接受诊治，接受改变，留住芳华，享受健康。

### 5.滋补肝肾，活血化瘀

更年期综合征属肝肾阴虚兼血瘀证型，有烘热汗出、烦躁易怒、失眠、健忘、头晕耳鸣、腰膝酸痛、胸闷、胁痛、大便干燥、皮肤瘙痒等症。本文选择天癸更年软胶囊来介绍中医治疗女性更年期综合征的方法。

（1）方剂渊源。沙棘系蒙古族、藏族习用药材。别名醋柳果、醋刺柳、酸刺、黑刺、醋柳。具有活血散瘀、止咳祛痰、健脾消食的功效，主要应用于瘀血经闭、跌仆瘀肿、咳嗽痰多及脾虚食少等。沙棘最早记载于《月王药诊》，在《四部医典》《晶珠本草》《文殊本草》等藏医药经典著作中，名为达尔布、达布，沙棘膏称为达布坎扎。在藏医复方里被广泛应用，以沙棘、沙棘膏形式入药，共有144个复方中使用沙棘。

（2）方剂。沙棘果油。

（3）方解。天癸更年软胶囊是由沙棘植物提取制备的脂肪酸中药制剂，主要含十六碳酸、十六碳－烯酸、十八碳－烯酸等6种不饱和脂肪酸。有效成分为沙棘脂肪酸，系国家2类（现第5类）新药，沙棘脂肪酸富含多种具有抗氧化作用的生物活性物质，临床研究已证明其具有调节内分泌、调节免疫功能、改善血液流变性和抗组织细胞衰老等作用。对女性更年期综合征疗效显著，可减少或降低绝经后骨质疏松症的发病。

动物实验发现，天癸更年软胶囊抑制卵巢颗粒细胞凋亡，从而实现调节雌激素水平，改善围绝经期症状。干预使大鼠血清 $E_2$、IGF－1和TGF－β1增加，改善绝经后骨骼代谢、缓解并纠正骨量丢失，可能是通过雌激素受体途径及细胞因子（TGF－β1、IGF－1）旁分泌或自分泌途径，促进成骨、抑制破骨来实现的。天癸更年软胶囊通过对老年大鼠氧自由基的清除而预防由自由基引发的生物膜及生物大分子的氧化损伤，从而对老年大鼠肝脏线粒体起到保护作用；显著增加雌性老年大鼠脑白质内NGF阳性星形胶质细胞的相对面积，提示其对老年期脑有一定的神经营养和保护作用。

临床观察发现，天癸更年软胶囊能有效改善女性更年期抑郁症，除对更年期综合征主症烘热汗出外，对伴有情志异常的焦虑或抑郁情绪，躯体及精神神经系统症状（疑病、睡眠障碍等）各项症状均有改善。

（4）功效主治。滋补肝肾，活血化瘀。用于更年期综合征属肝肾阴虚兼血瘀证型，可改善烘热汗出、烦躁易怒、失眠、健忘、头晕耳鸣、腰膝酸痛、胸闷、胁痛、大便干燥、皮肤瘙痒等症。

## 四、不孕不育

常言道“不孝有三，无后为大”，繁衍子嗣、传宗接代是我们中国几千年的历史传承，新婚夫妇婚后的第一大要事即“造人”，就是在上一辈的各种焦虑、等待中，期盼宝宝来报道。若婚后几个月没怀上，上一辈就开始坐卧不宁，一边天天在子女耳边叨叨，“怎么还没动静呢，抓紧要，趁我们还年轻能帮你们带”，一边忙里忙外地烧香拜佛、民间偏方、占卜算卦等“十八般武艺”纷纷上演，尤其是尽心尽责的婆婆们，心里还嘀咕着：是不是儿媳妇身体有什么问题或者儿子那方面不行？

那么真是几个月没怀孕就是不孕不育了吗？下面我们一起来了解不孕不育。

### 1. 什么是不孕不育

夫妻双方有正常的性生活且未避孕，持续超过1年而未能怀孕者，称为不孕症。根据国家统计局数据显示：我国结婚育龄夫妇的不孕不育率为12%~18%，到2030年将达到30%。也就是说，每7对夫妻中，就可能有1对夫妻出现不孕不育。

什么样的性生活是正常的性生活，我们的正常吗？一般而言正常的性生活是指：正常的性频率，如每周2~3次，或每月6~8次，同时配偶能正常勃起和射精。

从未受孕者称之为原发性不孕；曾有过生育或流产、宫外孕、生化妊娠、葡萄胎这些都算作是曾经怀孕过，之后又连续1年以上不孕者，称为继发性不孕。

一般情况下，一对健康的夫妇在性生活正常，没有采取任何避孕措施的情况下，每月的的受孕率为20%，半年的受孕率为60%，1年的受孕率可达80%~90%甚至更高，因此婚后几个月未受孕，请不要着急，紧张焦虑也会影响受孕。如果条件允许，可以前往生殖中心进行优生优育系列检查和生育咨询。如果夫妻生活正常且未避孕1年仍未怀孕者（两地分居者可根据实际情况决定），夫妻双方均应前往正规医院进行生殖相关检查。

### 2. 不孕和不育怎么区别

日常生活中，大家经常将不孕和不育混为一谈，常笼统地称为不孕症。其实不孕和不育在本质上是有差异的。

不孕是怀不上。主要原因可能是“种子”问题，女方的卵子或者男方的精子出现了异常情况，或是“道路不通”即生殖道出现了障碍引起精子与卵子不能相遇、结合和着床。简而言之，就是精子、卵子在相遇途中，受到各种困难，不能成功约会而成受精卵，或是成功鹊桥相会后，未能携手走入宫腔这个殿堂，或者是“土壤”问题，手拉手进入子宫这个宫殿后，发现宫殿的温度、湿度欠佳，各方面环境不佳，不适合居住，偷偷溜走了，导致不能怀孕。

不育是能怀上但是怀不到足月就半途而废。曾经有过妊娠，或者多次妊娠，但均以流产、早产、死胎或死产而宣告失败。精卵已结合成受精卵，并正常运输至子宫着床，胚胎或胎儿在发育过程中，出现成长障碍而致胚胎丢失，或娩出障碍出现胎儿死亡，或新生儿死亡。

### 3. 受孕的基本条件

现在流行着一句话：以前怀孕叫本能，现在能怀孕叫本事。反映了一个现象，在当代成年男女的世界里，本来天经地义、顺其自然、理所当然的事情已经变得那么的艰难，即便有了更先进的助孕手段，对有的夫妇来讲，依然比登天还难。

怀孕是一个复杂的生理过程，中医认为“男精壮，女经调，氤氲之时和阴阳”是成功妊娠的基本条件，西医学在寻找不孕病因的时候，也是要求男女双方均要参与。任何一个环节出现问题都可能引起正常受孕受阻。

（1）卵子。卵巢功能正常，能够产生成熟卵子并排出。

（2）精子。男子性功能正常，能够正常勃起和射精，睾丸能产生足够数量的形态和活力均正常的精子。

（3）性生活。在女方排卵期前后一定时间内夫妇间进行正常的性生活，男女双方的生殖器官构造和功能必须正常，能保证精子顺利通过并进入女性生殖道内。

（4）输卵管。运输管道通畅无阻碍且功能正常，精子和卵子能够在输卵管内成功相遇并结合成为受精卵被输送入子宫腔。

（5）子宫内膜。子宫内膜已做好充分准备来迎接爱情产物的到来，适宜的温度、湿度及厚度等待着精卵结合的受精卵着床，生长发育。

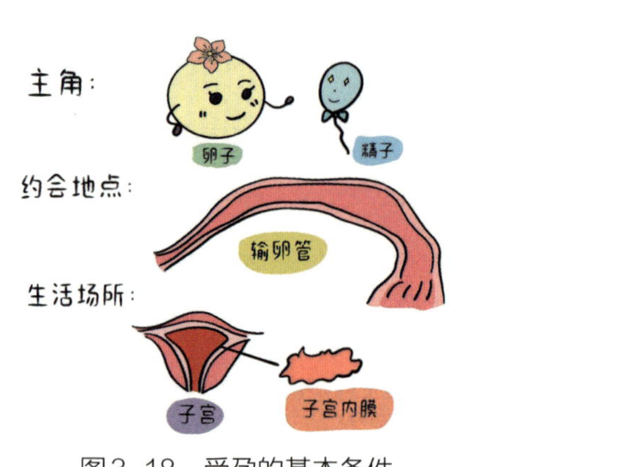


图3-18　受孕的基本条件

这些条件缺一不可，否则就会阻碍受孕，导致不孕症的发生。

在这里值得强调的是：一定要抓住机会，把握受孕时机，精卵才可能鹊桥相会，成功会师，携手向子宫迈进，安营扎寨，共度良辰美景，共盼与家人们见面。

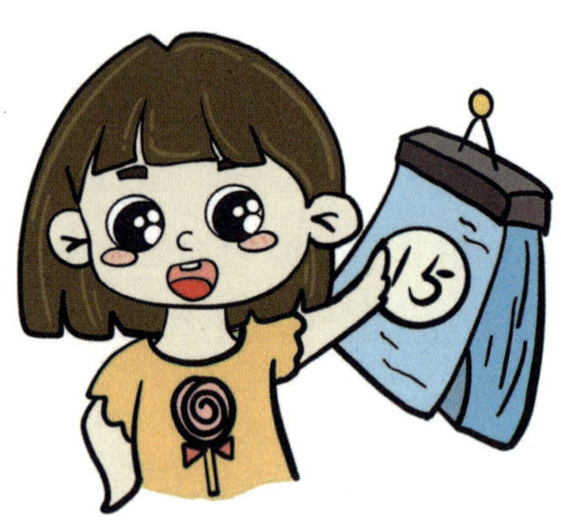


图3-19　排卵日

什么是最佳受孕时机呢？古人云：“凡妇人一月经行一度，必有一日氤氲之候…… 有欲交接不可忍之状，此的候也 …… 顺而施之则成胎矣。”我们先辈很早就发现女性卵巢每月会有1日氤氲之候，即我们所说的排卵日。一般情况下排卵日是在下次月经来潮前的14天，卵巢正常情况下，每月排出1枚成熟的卵子，卵子排出之日，即为排卵日，卵子排出后经过输卵管伞端的捡拾，经过纤毛运输，进入输卵管的壶腹部，等待与进入女性体内的精子相遇、结合形成受精卵。卵子一般可以存活1~2天，而男子产生的精子则是连续的，精子通常在女性生殖道内保持活性3~5天，如在女性排卵前后一定时间内有性生活，精卵结合的概率增大，怀孕的概率就很高，这段时间称为“排卵期”，掌握此时期尤为重要，可以帮助因错过排卵期性生活而不孕的夫妇掌握时机受孕，也可以避免意外怀孕。

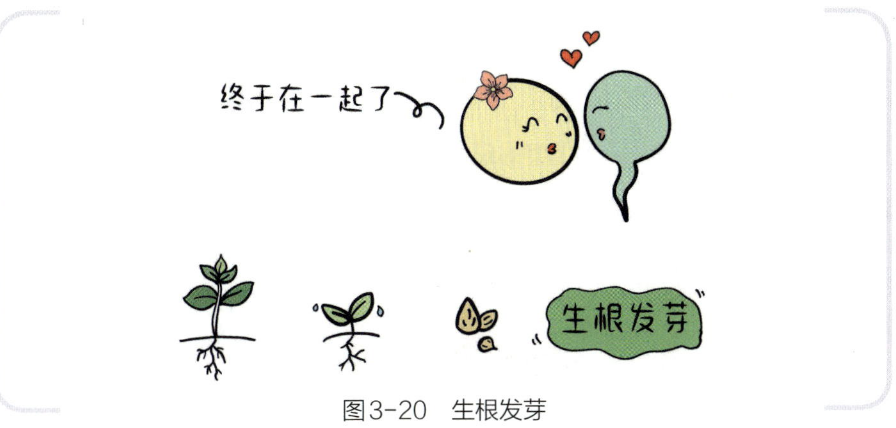


图3-20　生根发芽

总之，怀孕这件事呢就像种庄稼，需要良好、优质的种子，也就是我们的精子、卵子正常健康，能结合形成受精卵，肥沃的土壤及适宜的土壤环境（子宫内膜就相当于土壤，子宫内环境就像土壤环境）和在合适的时间种植（定位）、生根（黏附、侵入）、发芽（胚胎发育）。任何环节出现异常，均可能影响种子的生根发芽，即影响胚胎的生长发育。

### 4.哪些因素影响了怀孕

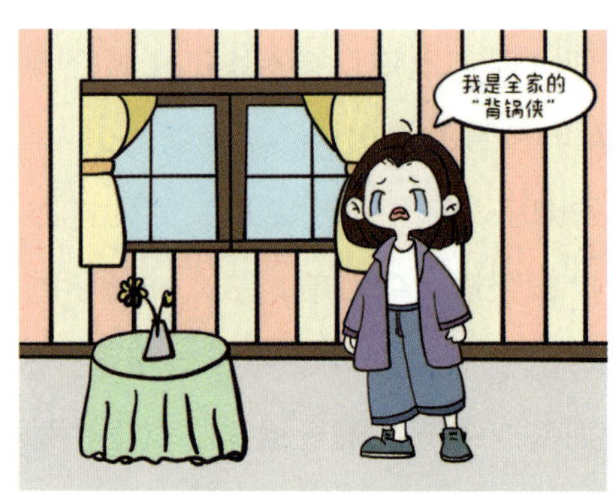


图3-21　不孕不育

在人们传统的认知中，不孕不育总被认为是女性的问题，婚嫁之后，久久不孕，被婆家甚至自己娘家人埋怨，轻则指责、抱怨，重则吵闹甚至被休婚，女性担负着太多的委屈和压力，当着不孕不育的“背锅侠”。实际上，随着不孕不育知识的广泛普及、人们认知范围的逐渐拓宽，人们对不孕不育逐渐有了清晰地认识，“造人”这事是夫妻双方共同努力的结果，长久不孕，男性也有不可推卸的原因，部分男性也会随着妻子来院接受检查。但仍有部分信息闭塞的偏远地区仍旧把不孕不育的原因归结于女性。

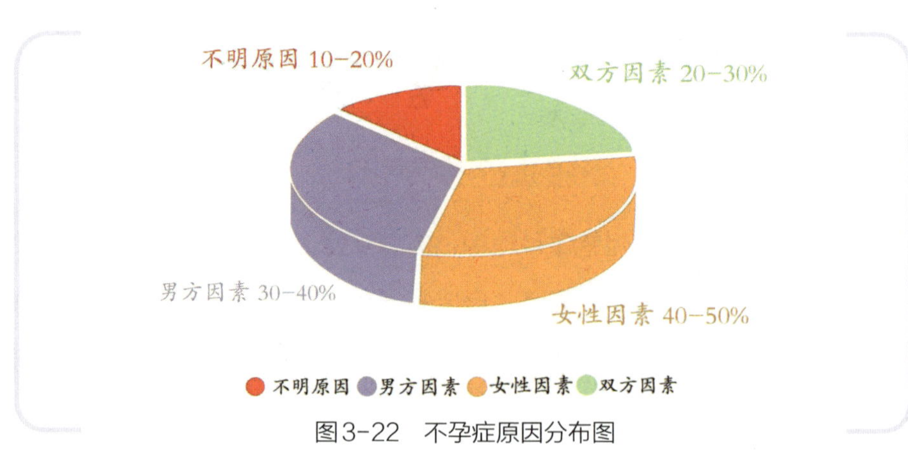


图3-22　不孕症原因分布图

在不孕症的原因当中，女性原因占45%，男性原因占35%，男女双方共同原因占20%，会不会很吃惊？所以婚后育子这件事，一定是夫妻双方全力以赴，共同努力得来的，宝宝也会被爸爸妈妈的虔诚和辛苦付出而感动，也会很努力地克服困难、奋勇前进，期待与爸爸妈妈见面。

（1）是谁剥夺了自然而然当妈妈的权利。卵巢主导着各类激素，卵巢中卵泡的生长、发育成熟，并顺利分泌排出，排出的成熟卵子会迅速被输卵管所捕获，运输至输卵管壶腹部等待精子的相遇、结合，即形成受精卵，进而被继续输送到子宫。子宫内膜周期性的增殖、分泌，等待受精卵来入住寝宫，若未能迎到受精卵种植、侵入，它便悄悄地脱落、出血，也就是来月经了。上述任何环节的异常，均会剥夺自然而然当妈妈的权利。

卵巢原因：优良“种子”至关重要，任何原因引起排卵异常，均会引起不孕的发生，大约占女性不孕的30%。假如排出卵子的卵巢先天发育不全或先天染色体异常（Turner综合征），我们常说“种瓜得瓜，种豆得豆”，卵巢先天发育不良或基因异常，分泌排卵功能异常，无法排出需要的卵子；或是卵巢受到创伤，功能减退、过早的衰竭；或由卵巢手术、盆腔炎症、卵巢肿瘤等原因导致卵泡发育障碍或者排出障碍；同时女性卵巢比较矫脆，深居腹内确保安全，有任何的不良习惯均可影响卵巢的功能，导致无卵排出，如长期吸烟、药物毒性、放射线、长期肥胖等也会导致卵巢功

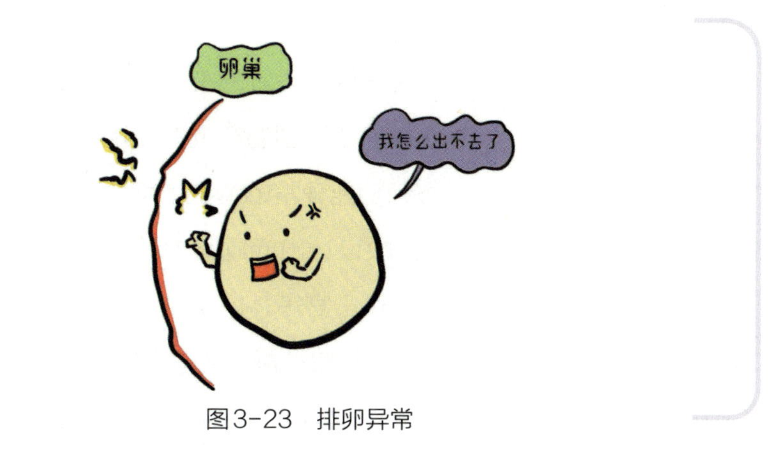


图3-23　排卵异常

能减退，“无种”或“种子”异常，而致不孕。

输卵管因素：输卵管是一条曲径悠长的狭小管道，为精子、卵子提供幽会的场所，也就是我们常说的“鹊桥相会”，同时输卵管伞端还兼有侦探的作用，时刻监视着卵巢是否排卵，并在第一时间将排出的卵子进行捕获、捡拾和运输至输卵管最粗的地方——输卵管壶腹部，与进入女性体内在此等候的精子相遇，精卵结合成受精卵，一颗优质的“种子”诞生，再继续将“种子”输送至“宫殿”，进行“播种”。如输卵管异常，就会导致精卵无法成功相会或无法正常运输或错过最佳播种时间，而引起受孕失败。此类情况引起的不孕占女性不孕的30%~40%，是引起不孕症的另一个很重要原因。比如先天发育异常，管腔长得又细又长，伞端封闭像握拳或是因为盆腔炎症，造成的输卵管部分或者完全不通、发生积水或粘连，精卵隔墙相望，造成不孕。

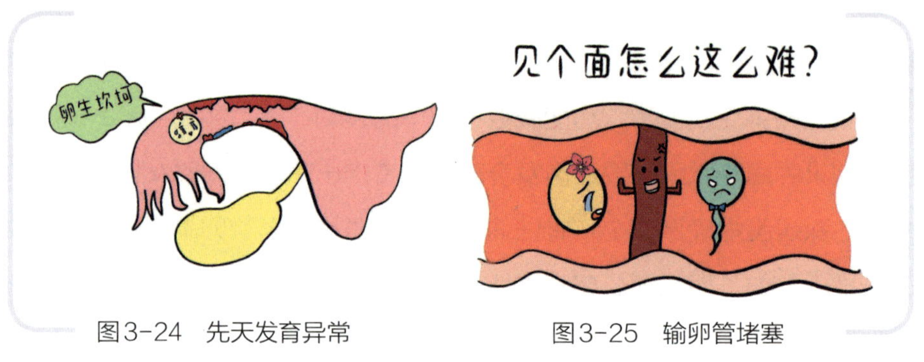


图3-24　先天发育异常　　图3-25　输卵管堵塞

子宫体因素：宽畅的宫腔环境、适宜的子宫内膜、良好的功能是成功受孕的重要条件，也就是给“种子”创造适宜的土壤环境，抓住时机进行“播种”。任何引起子宫形态和功能异常的情况，均会导致不孕发生，占女性不孕症10%~15%。首先宫殿设计出问题，设计出了畸形子宫比如纵膈子宫、双角子宫、单角子宫、双子宫等；或是被侵占，子宫顾名思义就是“孩子”的宫殿，但经常会有不明物私闯子宅，如黏膜下子宫肌瘤、子宫内膜息肉、宫腔粘连、子宫外或宫壁巨大的肿瘤引起压迫（卵巢巨大肿瘤/

肌瘤/腺肌瘤），引起子宫形态及容积受到影响；或是宫腔的土壤环境不合时宜，或太薄、太厚、湿度不够、土壤成分不达标（炎性因子等或缺乏营养），均会导致“播种”失败。

子宫颈因素，精子约会途中遇到拦路虎——宫颈异常，占女性不孕症的10%~20%。宫颈位于子宫的下端，古人称宫颈口为子门，正常情况下，在女性排卵期子宫颈外口开大，由月经后的1mm直径开大至3mm，子宫颈黏液在排卵期增多，清亮透明，pH7.0~8.2可以中和阴道的酸性，有利于精子的活动和通过，协助精子顺利通关。但由于宫颈管先天性异常、闭锁或狭窄、息肉、糜烂、肿瘤、粘连堵塞子宫颈管，影响精子顺利通过；或者因为宫颈手术，如宫颈锥切手术造成宫颈短缩、瘢痕挛缩弹性变差，宫颈物理治疗影响宫颈的分泌功能，慢性宫颈炎或雌激素水平低落，子宫颈黏液变得黏稠，精子穿透进入宫腔受阻；此外，宫颈黏液中若存在精子抗体，精子穿透受阻或精子失去活动能力，全体阵亡，导致攻城失败，精卵门内门外相隔，思念而不得见，不能受孕成胎。

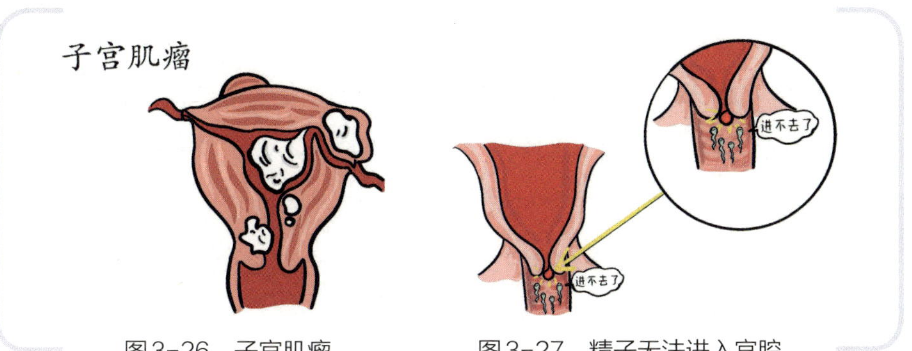


图3-26　子宫肌瘤　　图3-27　精子无法进入宫腔

外阴阴道因素：阴户相当于女性外生殖的门户，阴道相当于走廊、通道，是精卵约会的第一道关卡。若门户紧闭，或是走廊封闭，或是未设置门户走廊，会导致“阴阳交媾”失败，排精无门。如处女膜闭锁、阴道闭锁或先天缺陷、阴道横隔等先天畸形以及阴道肿瘤等导致无法正常进行性生活。或是门户、走廊干扰太多，纠缠过久，导致精子精疲力竭、心力交瘁，伤亡过重，惨败而亡。如严重的外阴阴道炎症时，真菌或滴虫性阴道炎所产生的炎性分泌物，改变阴道生化环境，大量白细胞或滴虫吞噬精子，消耗精液中的营养物质，降低精子活动力，缩短精子生存时间而影响受孕。

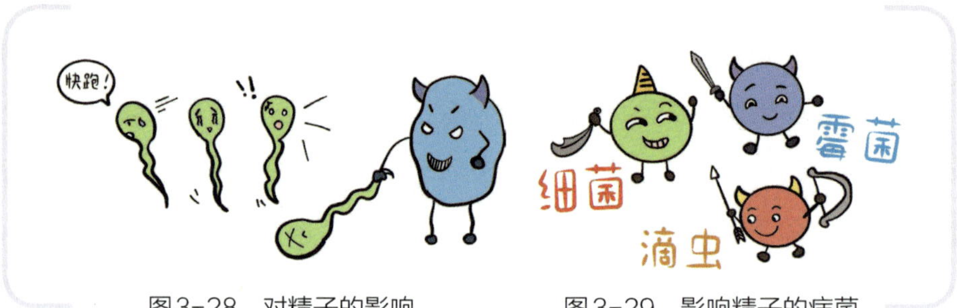


图3-28　对精子的影响　　图3-29　影响精子的病菌

其他不孕原因：女性的不良生活史，如吸烟、酗酒、反复人工流产、经期性生活等，或者超过了最佳生育年龄，还有缺乏性知识引起的性生活不和谐，性冷漠以及全身系统性疾病等。

（2）是谁在阻挡成就“爸”业。目前，随着国家三胎政策实施，生育能力下降的高龄人群加入不孕队伍中，不孕症的发生率越来越高，引起人们高度重视，人们也逐渐认识到，不孕症的发生不仅只是女性的责任，还有男性的原因。事实上，正常妊娠不仅需要妈妈提供肥沃的“土壤”和卵子，还需要爸爸提供优质的精子，并和卵子结合形成优良的“种子”，才能成就“爸”业。

雄威不振，难成“爸”业：主要是性功能障碍包括性欲障碍，如性厌恶、性欲低下等，部分人性取向异常，不接受女性恋人；或是阴茎勃起障碍，比如阳萎、早泄等，因勃起障碍或外生殖器畸形、外伤难以进行正常性生活，精子无法进入阴道而导致不孕。另外还有射精障碍，虽能进行正常性生活，但在此过程中无精液排出或逆行射精（精液射入膀胱），精液不能进入女性体内，因此不能孕育成胎。

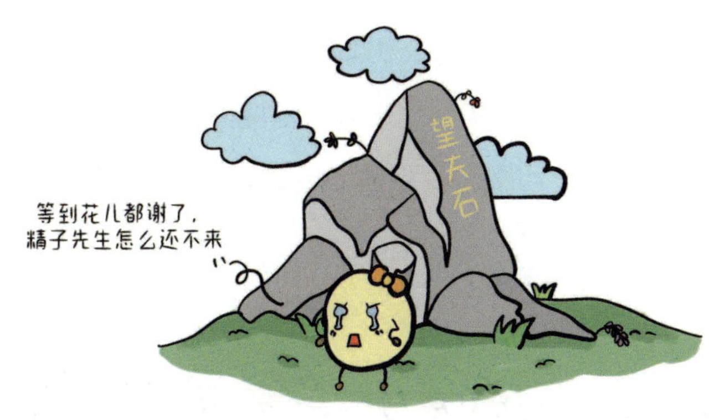


图3-30　精液不能进入体内

精液异常，难成“爸”业：部分男性出现精液异常，如少精、弱精、畸精、无精或是精液液化不良。①少精子症，即精子密度或总数太少，精子数量不足，在跋山涉水奔向卵子途径，消耗殆尽，只能遥遥相望，不可企及。②弱精子症，即精子活动力差，主要是指前向运动的精子活力差，性生活过程中排射出的精子，大约有四种类型，第一类是原地不动的精子，比较懒散，不喜运动；第二类为原地踏步的精子，守着自己一亩二分地，原地转圈圈运动；第三类为缓慢运行的精子，属于老弱病残类，活力不足；第四类精子属于活力四射，属于运动健儿，急速向前奔跑，向自己心爱的卵子示爱。弱精症患者大多属于前三类精子，活力欠佳，跑得不快，错过最佳精卵结合时机，难成“好孕”。③畸形精子症，即长得奇形怪状的精子太多，正常情况下，精子大多数都是畸形精子，仅有4%或稍高一点的精子属于正常精子，均为残兵败将，怎能“过五关斩六将，匍匐在卵子的石榴裙下，携手遥望天空，展望未来”呢。④无精子症，顾名思义就是在射出的精液中一个精子都找不到。⑤精液液化不良，正常情况下，刚射出的精液呈白色酸奶样或淡黄色半固体凝胶团块，几分钟之后开始液化，精液变得稀薄均匀，有利于精子穿透、释放活力，迅速地游向卵子与之结合。在室温下，精液一般在15~30分钟内能完全液化，很少超过60分钟。如果超过60分钟仍不能完全液化，依然为凝胶状，则称为精液不液化。如果精液长时间不液化，影响精子的活动度，就好比精子被捆绑住了，无法向前游动，不能顺利地进入子宫输卵管和卵子约会，造成怀孕概率下降。精液不液化一般多见于前列腺炎和精囊炎、病原体感染、缺乏微量元素等。

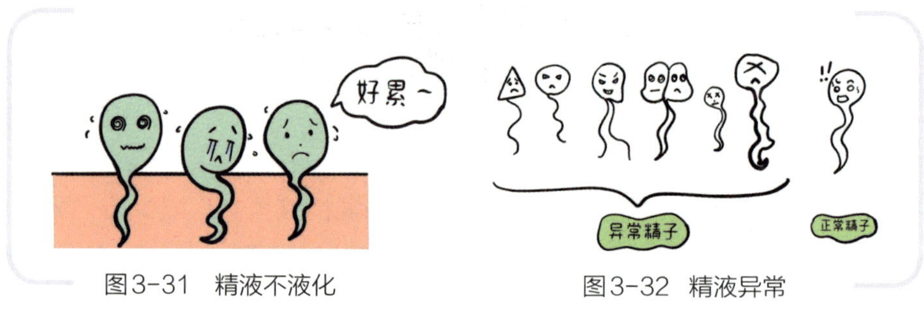


图3-31　精液不液化　　　　图3-32　精液异常

如何判断精液是否正常？那就要通过精液检查来发现端倪，精液检查是判断男性生育力的一项最基本的临床检验，是不育男性进行生育力评价必须要进行的检查项目，因此对男性生育来说精液检查至关重要，成就“爸”业，在此一查。

精液检查的最佳时机：一般要求从最后一次排精（包括性生活、手淫和遗精）到化验的时间要超过48小时，但不要超过7天，即禁欲2~7天，过短或过长都有可能影响结果的准确性，爸爸们在检查之前一定要把握好检查时机，避免造成心理负担。

（3）万事俱备，只欠孕育，是何原因在“作妖”。当一对相濡以沫、相敬如宾、恩恩爱爱的夫妇完善了各类检查，如精液的检查、排卵功能的判断、输卵管通畅性试验，发现精液正常，输卵管通畅，也能正常的排卵，在合适的时间内也同房了，可就是怀不上，为何？原因不明确。但可能存在这种情况，当这对恩爱夫妻终无爱子，迫于舆论压力，分而再婚却各自有子，古人认为是二人“八字不合”，其实可能是免疫因素引起的。这类情况归为不明原因，这部分占不孕症的10%~15%。虽然称之为不明原因，但不能说就是没有原因，可能包括炎性免疫因素、潜在输卵管因素、潜在配子发育异常、受精障碍、着床失败或其他遗传因素，只是目前因缺乏相应的检测方法而无法诊断。

（4）岁月不可欺，变肥要慎重，生孩要趁早。近年来，随着工作、生活的压力剧增或者行业内卷，部分女性选择先成业再成家，待工作稳定，收入不错的时候，准备孕育胎儿，完成使命，然而却不是那么一帆风顺，几经周折，仍久久不能如愿，是何原因？

年龄和生育力有直接的关系，女性的生育年龄会随着年龄增长不断地降低，研究显示，女性的黄金生育年龄为24~29岁，到了35岁就开始呈断崖式下降，35岁是女性生育年龄的分水岭，卵细胞会出现数量急剧减少和质量下降的情况。同样，男性在25~35岁之间精子质量最高，50岁男性和30岁男性相比，50岁的男性精液质量会下降3%~22%，精子活力下降3%~37%，生育力下降23%~38%。

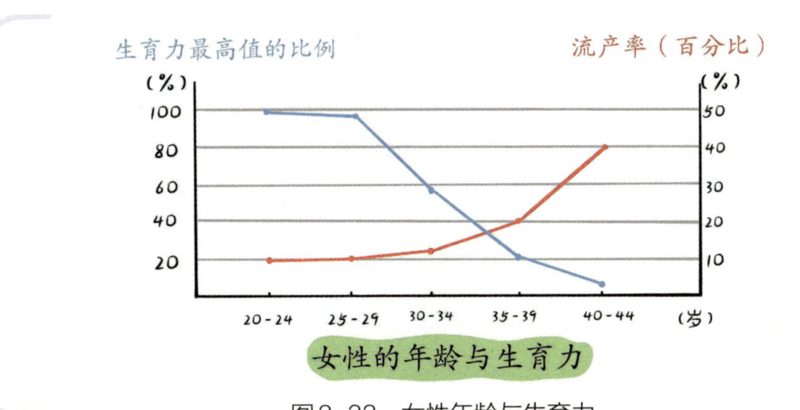


图3-33　女性年龄与生育力

肥胖也可导致不孕。女性肥胖，尤其是腹型肥胖，可导致胰岛素抵抗，血液循环中的胰岛素水平升高，直接刺激卵巢，促进其雄激素的合成及分泌。雄激素可抑制卵泡发育，造成卵巢多囊及排卵障碍。

在男性不育与肥胖的关系研究中表明，肥胖会影响男性性激素，减少精子数量，增加氧化精子DNA损伤和改变精子的表观遗传状态。同时肥胖导致的精子功能变化还会影响胚胎发育、降低出生生存率和增加胎儿流产率。如此，你还敢放任身上的脂肪疯涨吗？

男性/女性肥胖
备孕期：自然妊娠率↓

准妈妈肥胖
怀孕期：流产率↑、患妊娠期疾病率↓

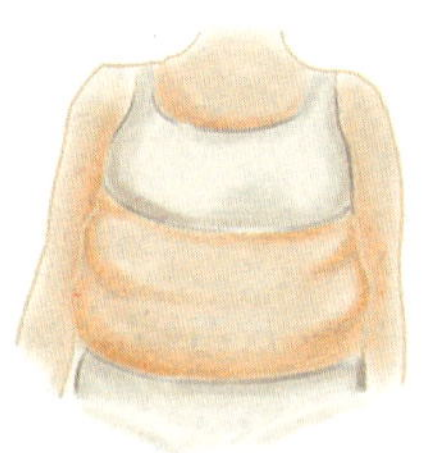

男性/女性肥胖
生产后：影响宝宝智力

图3-34 肥胖与生育力

此外，生活习惯以及外界环境的影响，如长期食用外卖、奶茶等，或是抽烟、酗酒、长期熬夜，或是泡温泉、蒸桑拿以及外界大环境的变化等均会引起不孕症的发生。

所以当孕育未成功的时候，可以从以上的原因中进行检查分析，找准原因再治疗，从而来提高受孕概率。如果被确定为不明原因的不孕，大家也不要轻易放弃，改变生活习惯，调整生活作息，同时借助各类辅助生殖技术来帮助受孕。

### 5.如何判断自己是否是不孕症患者

（1）首先一定要记清楚自己的月经日期。了解月经周期，规律的月经一般情况下都提示有正常的排卵，必要的时候可以借助一些电子工具来协助记忆。

（2）测量基础体温（BBT）推测有无排卵。每天早晨醒来后，在静止状态下将体温计放在舌下，测量体温（前一天晚上甩至36.5℃以下，放置床头边），记录每天体温的数据。基础体温曲线应呈双相形式，高温相应维持10天以上。其意义主要在于：一是可以协助判断本周期自己是否有过排卵；二是判断自己是否有黄体期过短的征象。

（3）观察排卵期分泌物性状。一般情况下排卵前白带明显增多，呈稀薄、透明状，拉丝度长达10cm以上，排卵后呈黏稠、浑浊和白色。

（4）注意既往身体的状况及工作性质。是否经常加班、熬夜或是从事对生育有影响的职业，是否有结核病、肝炎，血压、血糖是否正常，是否有盆腔炎、阑尾炎，是否有子宫、卵巢、输卵管手术情况，这些问题都可以从不同的角度对怀孕产生不良的影响。

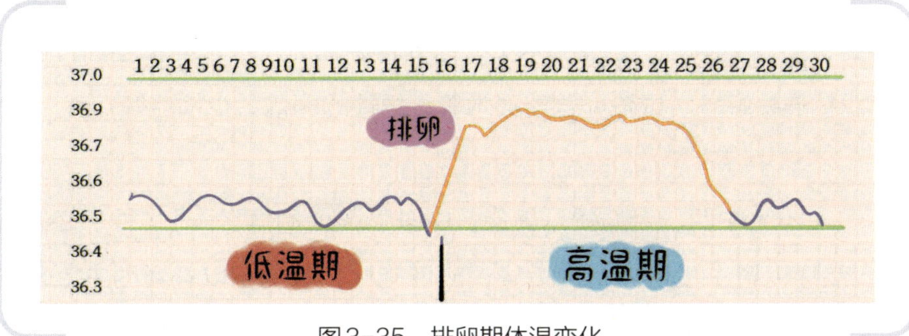


图3-35　排卵期体温变化

（5）观察自身体重、毛发分布、乳房发育等情况。如果毛发旺盛，特别是生殖器官处毛发旺盛，可能是卵巢或肾上腺分泌雄激素太多。乳头内有乳汁溢出可能是血中催乳激素升高。短时间内体重明显增加、月经不调、面部痤疮、皮肤油腻、脱发，要注意多囊卵巢综合征引起的内分泌及代谢紊乱。

（6）正规医院检查。婚后夫妻性生活正常，在没采取任何避孕措施的情况下超过1年不能怀孕，要前往正规医院进行相应检查，完善基本信息记录、病史询问，根据需求完善相关检查。如月经第2~4天完成性激素的检查或AMH来评估卵巢功能、输卵管造影检查评估输卵管官腔是否通畅、超声检查查看子宫及附件、常规妇科检查、阴道分泌物检查，必要时可行宫腔镜、腹腔镜或是宫腹腔镜联合检查、染色体检查等；男性完善精液、睾丸、附睾、前列腺检查以及精子DNA完整性检测等，具体根据实际情况，结合专业医师指导完善相关检查。

（7）有以下相关既往病史的要尽早治疗，不可执意等候。女方年龄≥35岁，男方年龄≥40岁；卵巢储备功能异常，卵巢储备功能降低，有早发性卵巢功能不全（POI）趋势以及家族早绝经史；已知排卵障碍，无排卵或稀发排卵，如多囊卵巢综合征（PCOS）；有盆腔重度感染史，尤其是反复盆腔感染史；接触射线及其他生殖毒性物质；已知的输卵管疾病，尤其是复发性输卵管妊娠，即多次发生异位妊娠；有慢性疾病史、免疫性疾病史；卵巢手术史、盆腔手术史，因为盆腔输卵管或子宫粘连而行盆腔输卵管粘连松解术、或输卵管整形术等；男性的弱精、少精症等。

### 6.不幸中标不孕症，如何接受治疗

（1）不论中西，合适就是最佳。中医强调“治病求本”“种子必先调经”，治疗以肾主生殖理论为指导，辨证施治，药物多以补肾为主，兼用活血、养血、疏肝类药物，此外，结合运用特色中医手法治疗，体现治病求本、同病异治的特色。西医则认为，明确病因，对症下药，无卵者促卵取卵，少弱精者增精优精，实在没办法了，进行体外精卵结合再胚胎移植，就是我们所说的试管婴儿。可谓是百花齐放，百舸争流。对于不孕症患者来说，“不管白猫黑猫，能抓老鼠就是好猫”，不论求中求西，能有好“孕”就是最佳方案。

由于不孕症太狡猾，病因纷繁复杂，我们要全副武装，精细、准确查找，一步一步稳扎实干，循序渐进。患者要前往正规生殖中心，不宜频繁更换医院和改变方案，切记病急乱投医只会劳民伤财，于事无补。

夫妻双方前往正规医院，建立档案，完善相关信息的登记、病史的记

录，根据实际情况完善相应的检查和评估，明确导致不孕的原因，找到初步病因，根据实际情况制定最佳治疗方案。如无排卵者，可以中西医同步跟进促排卵治疗，同时监测排卵，若轻度精子异常，可以口服中药调理和改善精液情况，制定规范、合理、个性化的治疗方案是首要选择。

如果初步检查后，仍然未获得妊娠，需要再次评估检查。可能需要进行复杂侵入性不孕相关检查，对于病史较长，怀疑有盆腔输卵管异常的患者，选择腹腔镜检查和宫腔镜检查及治疗，术后根据情况制定下一步治疗方案。

上述均是寻求自然受孕，如果实在没有办法，可依靠辅助生殖技术实现孕育。不论是自然受孕还是辅助生殖受孕，首先在完善相关检查、评估病情的前提下，制定合适的治疗方案。若精子质量欠佳或女性宫颈异常阻碍精子进入，可选人工授精。人工授精其实就是一种越过性交环节，在获取优质精液后，使用特殊工具在排卵日前后将精液输送至女性子宫内，促进精卵自然结合成受精卵的过程，精子不再长途跋涉、日夜奔波去约会，而是乘坐直达飞机赴会卵子。此项技术主要用于男性患者，或者宫颈异常的女性，借助人工授精来完成精卵结合。如果还是不能受孕，就使用“杀手锏”——试管婴儿（体外受精），既然体内自由结合不成功，精卵无法结合受孕，那就创造约会见面的机会，把精子和卵子一并取出，在体外试管内创造约会环境，二者单独相处结合或是“霸王硬上弓”注入结合，最后再在合适的时机将结合后的囊胚或胚胎移植入女性宫腔内，让其继续生长发育，所以试管婴儿又称“体外受精－胚胎移植”。目前试管婴儿的成功率最高可达60%，且运用面广泛，是不孕症患者的福音。

（2）中西医辅助生殖，祝你好“孕”。对于采取各类辅助生殖求孕，但反复移植失败的患者，可采取辅助生殖配合中医药的方式助你一臂之力。男性不育患者的治疗方面，中医认为肾精亏虚是引起男性少精、弱精甚至畸精以及性功能障碍的最主要病机，所以治疗上调补肝肾是最常用的治法，但需要根据不同的证型，在调补肝肾法的基础上辨证加减。最常使用的有五子衍宗丸、龟鹿二仙膏以及生精片、复方玄驹胶囊等药物，同时针灸治疗也有非常好的效果，可以改善精子质量，提高精子数量和活力。

女性辅助生殖进入周期的任何期间均可与中医药结合处理。①进入促排周期之前的2~3月，根据患者不孕因素以及中医体质，通过辨证施治2~3个月，在治疗基础病如调月经（多囊卵巢综合征、子宫内膜异位症），治疗慢性盆腔炎，改善盆腔免疫微环境，改善患者的卵巢功能，使患者以最好的状态进入促排周期。②超促排卵至取卵前，在进入周期中，运用中医药结合针刺治疗，能促进卵泡发育，增加获卵数，改善卵子质量，提高胚胎优质率。另外，在一定程度上可以降低卵巢过度刺激综合征的发生率并减轻症状。③在取卵期可以有效改善取卵前紧张情绪，起到取卵镇痛，有效缓解因麻醉剂引起的眩晕、恶心、呕吐等不良反应。④取卵后如出现卵巢过度刺激综合征如腹胀、恶心呕吐、腹水等症状，运用中医药调理可以健脾化湿除湿、降逆止呕等，缓解不适症状。⑤移植前进行中医药干预能够改善内膜形态，降低子宫动脉阻力，增加子宫内膜厚度，提高子宫内膜容受性，为胚胎提供良好的着床条件，提高移植成功率。⑥在降调节期间，使用中医药辨证论治能够有效地缓解因降调节引起的类似于围绝经期的症状如心烦、烘热、汗出、失眠、潮热、盗汗等症状。⑥移植后，部分患者精神紧张、焦虑，甚至失眠多梦，可以使用中医药调理，疏肝理气、养血安神助眠。

（3）确认妊娠。成功孕育后使用中药进行保胎安胎治疗，尤其是对于有反复流产病史的患者或是高龄孕妇极为重要。若妊娠后出现腰酸腰痛、下腹坠胀感、腹痛、孕囊周边出血、阴道出血等先兆流产征兆，口服中药补肾、健脾、养血止血安胎，能够大大提高保胎成功率，提高临床妊娠率和活产率。

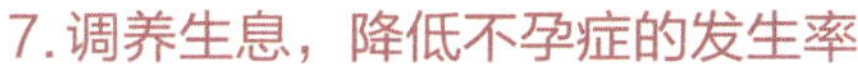

## 7. 调养生息，降低不孕症的发生率

生活、饮食因素以及平素体质因素是导致患妇科疾病及不孕症的重要原因。通过改善生活方式、学习科学知识、增加运动锻炼、适当减轻体重、保持心情愉悦，促使自然恢复排卵，降低发生代谢综合征（肥胖、高血压、糖尿病、高血脂和冠心病）的风险，提高受孕概率。

（1）改善生活方式。改善生活方式是目前对持续性无排卵、雄激素高和胰岛素抵抗排卵障碍、卵巢储备功能下降、卵巢早衰患者，以及少精弱精患者的首选方案。首先是杜绝熬夜，早睡早起，作息规律，帮助卵巢和全身集体功能恢复。其二是避免过多食用快餐及油炸食品，如烧烤、奶茶等。其三是改善吸烟、酗酒以及长期超剂量滥用某些药物等不良生活习惯，对于男性来说，避免长期的泡热水浴、泡温泉、洗桑拿，因为睾丸长期处于高温环境会导致生精功能障碍，睾丸产生精子需要比正常体温低1~1.5℃的环境，高温环境会杀死精子，精子成活率低，活力低。

（2）学习生殖知识，科学避孕，避免多次宫腔操作。了解生殖健康知识，建立正确的性观念，掌握科学避孕知识，预防生殖道感染和性传播疾病，降低未成年女性人工流产的发生率。另外，青年夫妇婚后精力旺盛，夫妻生活相对频繁，在无怀孕计划时，应做好相应的避孕措施，避免多次反复的人工流产（包括药物流产），多次反复的宫腔操作不仅可以引发输卵管不通、宫腔粘连、子宫内膜薄等并发症，还可能导致女性继发不孕，同时多次重复人工流产所引发的自然流产、早产、胎盘异常及低体重儿等不良妊娠结局的发生风险也明显升高。提倡科学避孕，倡导有计划的怀孕，避免意外发生。

（3）适龄结婚孕育。年龄是孕育的关键因素，女性在30岁后生育能力呈下降趋势，35岁以后生育能力迅速下降，男性40岁以后生育能力开始下降，因此有生育要求的年轻夫妇，应尽早计划完成生育。

（4）适度体能锻炼。适度的体育运动有利于健康，每周5天中等量运动，每次运动半小时。研究提示，高强度运动会提前出现绝经，就像女性长跑运动员常常会出现闭经，过量的运动反而影响卵巢功能。总之，老祖宗说的要中庸，运动也是，适量且不过度。同时也可以打打太极拳，进行导引吐纳、八段锦、气功练习，通过这些运动方式促进气血调和、精神健旺，容易受孕。

（5）减重。过度肥胖会干扰内分泌系统的协调，控制体重，有意识的管理体重有助于预防和治疗排卵障碍。研究发现，肥胖影响女性内分泌和排卵，同时会增加男性少精症和弱精症的发生概率。

（6）积极乐观，心情舒畅。长期的焦虑、抑郁或恐惧不安等不良情绪，会影响生育意愿和性生活和谐，也会影响女性激素分泌甚至卵巢正常排卵，导致不孕不育发生。计划怀孕的夫妻应保持心情舒畅和心理健康，减少精神压力，必要时可寻求专业的心理咨询帮助。

（7）辨体调理。古人早就有“医食同源、药食同根”之说，强调的就是通过食用药膳，调整机体阴阳偏颇，起到保健和治疗的作用。所谓药膳，就是将药材与食材加工做成美食，不仅使食者得到美食享受，又使其身体得到滋补，从而达到治病和保健的作用，根据常见的证型，调理不孕不育的中药药膳有：痰湿不孕宜薏米茯苓粥，宫寒不孕宜当归生姜羊肉汤，肝肾亏虚宜黄精炖肉等。

总之，不孕不育原因复杂多样，需要专业的人根据患者体质、病因，对症处理，制定合适的个体化的治疗方案。一定做到早发现、早治疗，保持心情开朗，精神放松，万万不可因焦急、烦躁而频繁更换医院、迷信偏方，这样反而会欲速则不达，经济、体力消耗殆尽，精神紧张，更不易怀孕，特别是高龄或结婚许久未孕者心情愈加紧张、焦虑，从而干扰内分泌功能，导致怀孕困难。要积极接受检查和治疗，静等开花结果，“宝宝”来敲门。

## 第三节　卵巢常见肿瘤

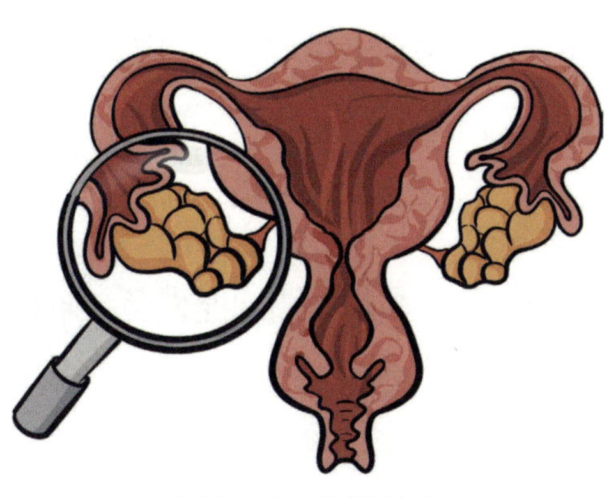

图3-36　卵巢肿瘤

如果把女人比作一朵花，那么滋养她的“养料”大部分是由卵巢提供的，卵巢主要分泌雌激素。女人一生花开花落，由卵巢功能盛衰掌控，它是女性的根。仅有6g重的卵巢，却是是非之地，是肿瘤好发的部位，也是全身脏器原发肿瘤类型最多的器官。

卵巢肿瘤可以发生于女性的任何年龄，因为卵巢深居盆腔，静悄悄地生活在最低层，一旦肿瘤细胞来侵袭，默默忍受着，任肿瘤生长蔓延。在早期没有任何症状，很难及早发现，一旦确诊，大多数女性会失去最佳治疗时机，所以对卵巢肿瘤要有足够的认识。

女性大多数在体检，或进行妇科B超时会偶然发现卵巢肿瘤，我们常常看到这样的报告：附件区囊肿，建议复查，或卵巢肿瘤，或盆腔包块，请结合临床等。出现这些情况究竟怎么办？需不需要治疗？什么情况下才需要治疗？对身体造成哪些影响？那我们就带大家了解一下卵巢肿瘤的相关知识吧！

卵巢肿瘤，顾名思义，就是长在卵巢上的各种肿瘤。卵巢肿瘤是常见的妇科疾病之一，可以是单侧或双侧性的圆形或椭圆形的肿瘤。肿瘤大小不一，有良性、恶性和交界性之分，临床以良性多见。可发生于任何年龄，以育龄期女性和更年期女性多见。

卵巢恶性肿瘤的恶性程度高，是对生命威胁最大的肿瘤之一。目前分为14大类，种类繁多，分类复杂，但总体上可以归为两大类：良性卵巢肿瘤和恶性卵巢肿瘤。

## 一、卵巢囊肿

卵巢囊肿一般分为生理性囊肿和病理性囊肿。随着月经周期的更替可自行消失的称为生理性囊肿，3个月经周期后仍持续存在的常被称为病理性囊肿。

### 1.卵巢生理性囊肿和病理性囊肿

（1）时有时无的卵巢生理性囊肿。每次排卵后卵巢组织都会进行自我修复，为下一次排卵做好准备，千篇一律的自我修复难免出现差错。就像一场公演了几千次的话剧，就算演员已经熟练到闭着眼都能演完，但偶尔也还是会有些小插曲。因此在卵泡生长发育中，会出现生理性囊肿，比如滤泡囊肿和黄体囊肿，并且与月经周期密切相关。

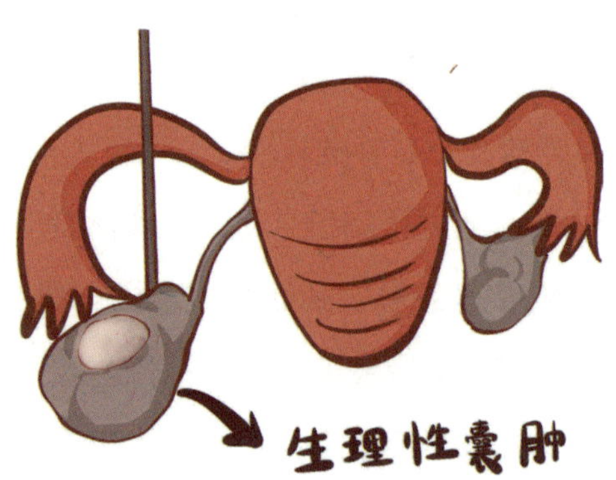


图3-37　生理性囊肿

在每一个月经周期里，卵巢里的一波卵泡经过长时间的比拼赛跑，最终只有优胜者才能排卵，其余卵泡会在不同发育阶段走向凋亡，若卵泡和其内的卵母细胞发生凋亡，而卵泡液还未被吸收，就可能引起滤泡囊肿；若卵泡液吸收完全，囊肿即可消失。

若优势卵泡继续发育至排卵，卵子排出后，卵泡迅速塌陷形成黄体，然而排卵后形成的黄体没有按时萎缩，又因某种外力或自发因素的影响，黄体内壁毛细血管出血，则血液就会进入囊腔内，从而不断增大，最终形成黄体囊肿或黄体血肿。

（2）久久不去的卵巢病理性囊肿。一般来说，3个月经周期后囊肿仍持续存在，则称为病理性囊肿。比较有代表性的是巧克力囊肿，发病率为10%~15%，多数良性，很少发生恶变，但可以不断增大并侵蚀正常组织，给卵巢造成不可逆的损伤。

（3）苦恼不堪的巧克力囊肿。不安分的子宫内膜在卵巢表面安家，不但占据了卵巢的营地，影响卵巢本来的工作，每个月还要与子宫内膜“争风头”，也要来一个周期性的脱落出血，可是这个血流不出来，很难引起我们“注意”。久而久之，在卵巢局部越积越多，越来越大，终于有一天凸显出来，形成了一个在超声下可见的“肿物”，我们把它叫作巧克力囊肿。这么可爱的名字，可是一点都不友好，切开后见不到巧克力带来的欣喜，反倒是令人不忍直视的浓稠黏腻的陈旧性血液。这个囊肿可以是单侧，也可以是双侧的，最大直径可超过10cm。

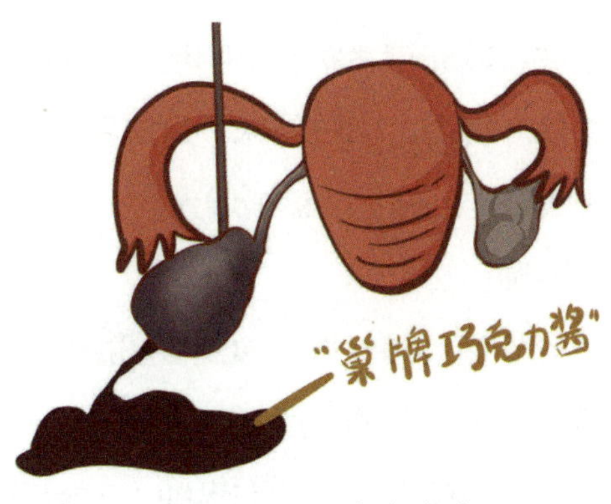


图3-38　巧克力囊肿

巧克力囊肿在形成过程中常有出血或破裂，这样一来，就把盆腔内各位好邻居们都扰乱的不得安宁，搅和成一团，难分你我。混乱的营地，势必影响各自的功能，接踵而来的就是疼痛、不孕、月经异常等后续效应，让人痛苦不堪。

### 2. 卵巢囊肿的临床表现

（1）生理性卵巢囊肿。一般无自觉症状，个别可引起腹部不适和月经异常表现，妇科检查偶可触及一侧附件增大。

（2）巧克力囊肿常见症状。很多时候巧克力囊肿没有任何症状，只是在体检行B超或妇科检查时发现，当有以下临床症状持续出现时，一定要注意。①绝大多数患者都伴随着或轻或重的疼痛，包括痛经、急腹症、性交痛、肛门坠痛等表现。而痛经则是巧克力囊肿的典型症状，多数患者会出现继发性疼痛，且程度越来越严重，可发生在月经前、月经时及月经后。疼痛多发生在下腹部、腰骶部及盆腔中部。有的痛经比较严重，需要卧床休息或止痛；少数患者表现为持续性的下腹疼痛，经期加重；粘连严重的巧克力囊肿可能并无疼痛；需要注意的是，当巧克力囊肿破裂时会突发下腹部的剧烈疼痛，破裂多发于黄体期及经期。②可出现经期延长、不规则出血等月经异常。③巧克力囊肿患者的不孕率高达40%，一方面是因为卵巢的排卵功能受到影响；另一方面，虽然部分女性能正常排卵，但是囊肿对女性生育能力的坏影响无处不在，输卵管、子宫内膜都是它残害的对象，输卵管粘连或者输卵管堵塞，影响精子与卵子的结合以及受精卵的运输，子宫内膜局部环境差，影响着床，最终导致女性不孕。④盆腔包块，在腹部触及包块或自觉腹部包块逐渐增大。

### 3. 如何治疗卵巢囊肿

（1）发生卵巢生理性囊肿怎么办。拿到B超报告单，发现有囊肿的时候，一定要请医生评估这个囊肿的性质，以便指导下一步治疗。卵巢生理性囊肿一般2~3个月能够自然消失，滤泡囊肿、黄体囊肿一般在下次月经结束后就会消失。囊肿的直径大多不会超过8cm，无需特殊治疗。当考虑卵巢生理性囊肿时可定期复查，建议2~3月后的月经干净2~3天后复查妇科超声，多数可自行消失；在观察期间避免剧烈活动，以防止卵巢发生扭转、破裂，如出现剧烈腹痛要及时就诊。若复查B超囊肿仍然存在，则需要专科医生给予进一步治疗。

（2）巧克力囊肿怎么治疗。治疗前应该考虑的因素：年龄大小、是不是要备孕、症状轻还是很严重、之前的治疗情况，当然还要尊重个人的意愿。治疗应该达到的目的：减灭和消除包块，缓解并解除疼痛，改善和促进生育，减少和避免复发。可选择以下治疗方法，①保守治疗，症状较轻、囊肿较小，可选择药物治疗，例如口服避孕药、高效孕激素以及中药等，若药物治疗有效则继续用药或随访观察。②手术治疗，包括开腹手术和腹腔镜手术，而腔镜手术是巧克力囊肿手术的首选方法。手术中要保留什么、切除什么？要根据年龄、生育要求以及囊肿的范围、侵犯的范围来决定。但是巧克力囊肿剥除术后，很容易复发，术后仍需继续给予药物治疗缓解症状，减少复发的可能性。

### 4.如何预防巧克力囊肿

巧克力囊肿由于发生机制不明确，可根据其病因及流行病学结果，从以下几方面进行预防。

（1）定期进行妇科检查，B超检查是初步诊断巧克力囊肿最为便捷的方法。

（2）监测血清CA125、人附睾蛋白4（HE4）、CA199水平，可协助卵巢巧克力囊肿诊断、病情判断、指导治疗以及预后的评估，联合测定可提高疾病诊断敏感性。同时，监测AFP及CEA水平可有助于与其他卵巢肿瘤进行鉴别。

（3）月经期间禁止性生活，禁止一切剧烈体育运动及重体力劳动。

（4）做好计划生育及避孕，避免未婚先孕，尽量少做人工流产和刮宫。

（5）调整情绪，锻炼身体，使机体免疫系统的功能正常。

### 5. 问题聚焦

（1）卵巢巧克力囊肿是因为巧克力吃多了才得吗。绝大多数女性因为卵巢巧克力囊肿就诊于妇科，就会这样问医生，是因为巧克力吃多了才得了它吗？其实不是这样的。就像鱼香肉丝里没有鱼，老婆饼里没有老婆，卵巢巧克力囊肿里也并不是巧克力，而是陈旧性的积血，类似巧克力样，故称为“卵巢巧克力囊肿”，简称“巧囊”。

那巧克力囊肿又是怎么形成的呢？是因为子宫内膜“飘洋过海”，“移民”到卵巢内而引发的一种疾病，它是子宫内膜异位症中最常见的一类。子宫内膜“移民”到卵巢内后，仍受卵巢性激素的周期性影响。当月经来潮时，“侨居”卵巢内的异位内膜也会发生月经样出血，经血无法排出体外，只得潴留在卵巢内。脱落于经血中的异位内膜像种子一样，继续种植于卵巢内，如此周而复始的循环，月复一月，年复一年，潴留于卵巢内的经血越积越多，就形成了由小到大的囊包，医学上称为卵巢子宫内膜异位囊肿。

（2）为什么卵巢囊肿会“不翼而飞”。卵巢囊肿是女性体检报告中非常常见的一个诊断，可出现于各个年龄阶段。然而当你拿着这份报告单去就诊时，同样是囊肿，有人需要立即手术，有人却不需要处理，要等下次月经干净后复查。为什么差异会如此之大呢？卵巢囊肿又为什么会悄悄溜走呢？这是因为生理性囊肿是在卵泡发育、排卵后黄体吸收过程中或者正常的卵泡没能破裂排卵形成的滤泡囊肿、黄体囊肿或者黄素化囊肿。这类卵巢囊肿多为单侧（促排卵后就不一定），直径大多小于5cm，一般情况下可以自然吸收。因此，对于第一次发现卵巢囊肿的年轻女性，不必焦虑，可以1~2个月经周期后复查超声，如果囊肿消失了，就说明是生理性囊肿，不需要进行任何治疗。但若复查发现囊肿还在，甚至有增大，那么就很有可能是病理性的，则需要进一步检查。

生理性卵巢囊肿一般无自觉症状，囊肿可自行退化，个别可引起腹部不适和月经异常表现，妇科检查偶可见一侧附件增大，或行妇科超声可检查。

（3）中医药能治疗卵巢囊肿吗。中医学并无卵巢囊肿之病名，依据临床表现及体征，其归属于中医“肠覃”“癥瘕”“积聚”等范畴。《灵枢·水胀》曰：“肠覃何如……寒气客于肠外，与卫气相搏，气不得荣，因有所系……推之则移，月事以时下，此其候也。”指出了卵巢囊肿的发病原因及机制，是因感受寒邪，寒凝气滞血瘀而成。瘀血阻滞，水湿不运，气血失调，痰湿加重，最终致痰湿互结，阻于冲任，日久而成癥瘕、肠覃。因此，气滞血瘀、痰瘀互结是卵巢囊肿的主要病机，在治疗方面应以活血祛瘀、行气消痰为主。但在中医治疗前需要排除癌变、恶病质患者，再结合西医治疗，方能达到理想的治疗效果。

## 二、卵巢良性肿瘤

卵巢良性肿瘤是最常见的妇科肿瘤，占女性生殖器良性肿瘤的25%~34%，从幼女到绝经后女性均可发病。20~40岁为发病高峰。多数女性无症状，肿瘤生长缓慢，妇科检查或B超检查时被发现，或待肿瘤长大后有并发症时才被觉察。其病因不清，可能与环境因素、遗传因素有关。

### 1. 常见的卵巢良性肿瘤有哪些

卵巢良性肿瘤包括浆液性囊腺瘤（约占卵巢良性肿瘤的25%）、黏液性囊腺瘤（占卵巢肿瘤的15%~25%）、成熟畸胎瘤（占卵巢肿瘤10%~20%，占畸胎瘤的97%）。其中，最容易引起人们误解的就是畸胎瘤，一个“胎”字让人联想起与怀孕有关，或以为是畸形儿。事实上卵巢畸胎瘤是一种生长在卵巢组织中由生殖细胞异常增生、集聚形成的肿瘤。

并非是女性怀了“怪胎”以后演变而来。确切地说，其产生与结不结婚、有没有性生活没有关系。

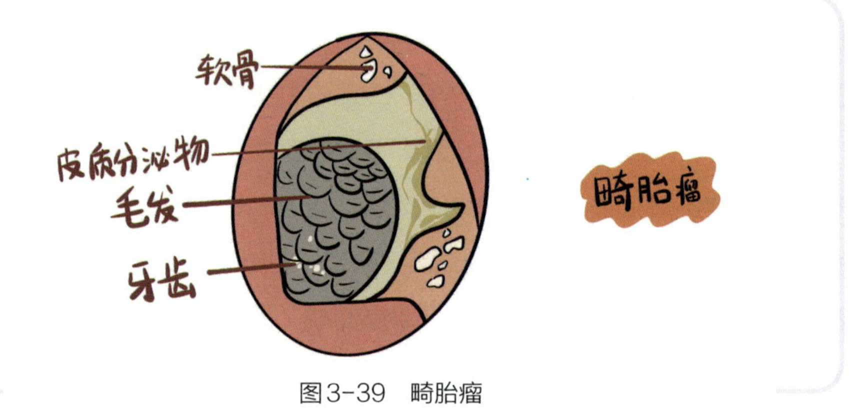


图3-39 畸胎瘤

## 2. 卵巢良性肿瘤的症状有哪些

（1）腹部肿块。自觉腹部逐渐增大，腰围增粗，在平躺时或洗澡时能触摸到腹部包块。

（2）压迫症状。肿瘤如果长大占满盆腔、腹腔时，就像腹中怀子，膀胱受到压迫，往往会有尿频、排尿不畅或尿液积聚在膀胱尿不出来；压迫胃肠道还可出现上腹不适、食欲减退、腹胀、便秘、排便困难等；严重时会引起心慌、呼吸困难或下肢水肿等。

（3）腹痛。良性卵巢肿瘤一般无腹痛，当剧烈运动、弯腰、突然改变体位时卵巢肿瘤可能会发生扭转、破裂、出血从而引起急性腹痛。

## 3. 卵巢良性肿瘤该如何诊断

（1）妇科检查。可在子宫一侧或双侧触摸到圆形或类圆形肿块，很光滑，可以活动。

（2）影像学检查，妇科超声检查。附件区有囊性或混合回声暗区，可有间隔光带，边缘清晰；盆腔CT、磁共振检查协助判定肿瘤的性质、范围、大小以及与周围器官组织的关系。

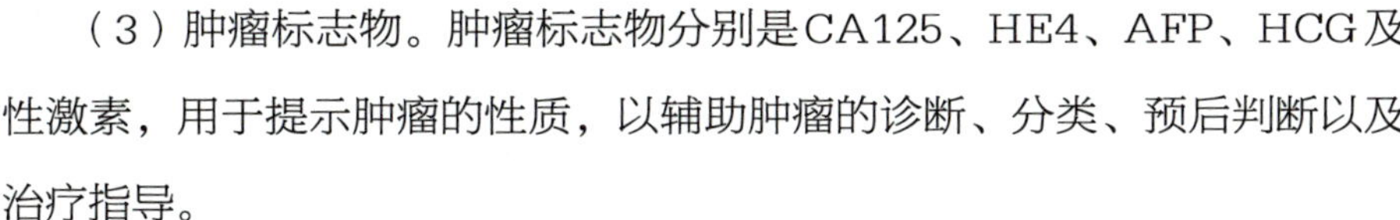

（3）肿瘤标志物。肿瘤标志物分别是CA125、HE4、AFP、HCG及性激素，用于提示肿瘤的性质，以辅助肿瘤的诊断、分类、预后判断以及治疗指导。

### 4.得了卵巢良性肿瘤如何治疗

（1）肿瘤标记物正常、囊性、B超提示良性表现、囊肿直径＜5cm的非生理性包块，可密切观察随诊，若观察过程中逐渐增大，还是需要手术治疗。

（2）对于已确诊的卵巢肿瘤，应尽快手术，以明确到底是哪种肿瘤。具体根据年龄、生育要求、以及另一侧卵巢情况进行综合分析，选择合适的手术方式和手术范围。

### 5.卵巢良性肿瘤应早诊早治

因为良性肿物继续生长下去也有变坏的可能。卵巢实性肿物不论大小应尽快手术。盆腔肿物诊断不清或观察、药物治疗无效者，应及早做腹腔镜检查或剖腹探查，以免延误病情。对于乳腺癌、胃肠癌患者术后的女性应进行常规妇科检查，并定期随访，以早期发现转移癌。

### 6.问题聚焦

（1）巨大的卵巢肿瘤一定是癌性吗。通常直径长到10cm以上的肿瘤，我们就会称之为"大"。当卵巢肿瘤长到10cm以上的时候，基本上自己在腹部都能摸得到包块，这个肿瘤是良性的还是恶性的呢？包块大部分表面光滑，包膜完整，活动度好，这些特征都倾向于良性表现。此外，对于大多数巨大的卵巢肿瘤来说，还是良性居多。当然，也有不少交界性或者低度恶性的卵巢癌，也可长到"很大"。一般以浆液性囊腺瘤或者黏液性囊腺瘤居多。越有机会长到"巨大"的卵巢肿瘤，恶性的概率越低，为什么呢？因为卵巢上的肿瘤，恶性程度高的，通常没有机会长到这么大就已经发生转移了。卵巢癌晚期会有肚子胀大，不过不是肿瘤直接造成的，而是肿瘤发生腹膜转移，产生大量腹水，出现腹部胀大的症状。

（2）“畸胎瘤”是怪胎吗。“畸胎瘤”听起来很可怕，很多人会误认为是怪胎。但其实畸胎瘤只是生殖细胞肿瘤中常见的一种，与胎儿没什么关系。大多数畸胎瘤并没有什么症状，但当其生长过大时，就会有腹胀、轻度腹痛及压迫症状。当畸胎瘤发生扭转时，就会出现绞痛、恶心、呕吐等症状。由于没有明显临床症状，多数人的畸胎瘤是在B超体检中偶然发现的。因此，定期体检很重要，畸胎瘤一旦确诊，须尽早手术切除。畸胎瘤大多数为良性肿瘤，通过手术治疗预后良好，对寿命几乎无影响。

## 三、沉默的女性健康杀手——卵巢癌

卵巢恶性肿瘤的发病率居妇科恶性肿瘤第3位，仅次于乳腺癌、宫颈癌，但死亡率占各类妇科肿瘤的首位。我国每年新发卵巢癌病例约5万，每年死亡的病例约2.25万。卵巢癌发病隐匿，早期没有典型症状，缺乏有效早期筛查手段，因为约70%的卵巢癌，在被发现时已是晚期；70%的卵巢癌患者，经过标准化治疗后3年内复发；70%的上皮性卵巢癌患者，生存期不足5年，所以卵巢恶性肿瘤被称之为“沉默的女性健康杀手”。

### 1.哪些因素容易形成卵巢癌

（1）年龄因素。发病率随着年龄增长而上升，50岁以上的女性多见。

（2）遗传和家庭因素。20%~25%卵巢恶性肿瘤患者有家族史，有卵巢癌、乳腺癌或结直肠癌家族史。

（3）内分泌因素。排卵周期越多，发生卵巢癌的危险性就越大；未婚、未育、不孕、不哺乳的女性以及月经初潮早、绝经晚的女性；服用雌激素药物超过10年的女性都应提高警惕。

（4）化学致癌因素。卵巢对烟草非常敏感，烟草中的致癌物质在体内积蓄增加，引起闭经早，促发卵巢癌。女性吸烟（直接或间接的）被认为是卵巢癌的病因之一。此外，经常接触油漆、滑石粉、石棉的女性患卵巢癌的概率也较大。

（5）饮食因素。卵巢癌的发病与饮食也有一定的关系，腌制肉制品、泡菜、变质蔬菜均含有大量的亚硝酸盐，可生成具有强致癌性的亚硝胺。另外，高热量、高脂肪饮食会导致体内雌激素水平升高，刺激卵巢上皮的增生和恶变，从而增加卵巢癌的发病风险。

（6）孕育。晚婚晚育及不育的女性患卵巢癌的风险增加。

（7）精神因素。性格急躁、压力过大、精神紧张、抑郁、自卑、自责、人际关系紧张等会导致机体免疫系统受损，继而诱发肿瘤的生长。

（8）其他因素。如X线照射过多及病毒因素，也会增加卵巢癌的发病风险。

### 2.卵巢癌来临时身体有哪些信号

早期常无症状，晚期表现为腹胀、易饱胀、便秘等，往往认为是胃肠道的不适而被人忽略。部分表现为不明原因的消瘦、贫血、疲倦、胸闷气促。还有一些人表现为阴道不规则流血，下肢或会阴水肿。

信号一：腹胀。在很多人眼里腹胀是小事，但对于女人来说腹胀却不容小觑。尤其是当女人处于长期腹胀的时候，可以堪称是卵巢癌的“红牌”警告。为什么说腹胀是卵巢癌的红牌警告？腹胀常为卵巢癌患者的首发症状，在未触及下腹部肿块前即可发生。原因在于肿瘤本身压迫，并在腹腔内牵拉周围韧带，加之卵巢癌常伴有腹水的发生，使患者常有腹胀感。因此，有不明原因的腹胀（尤其在更年期），应及时做妇科检查。

信号二：月经紊乱。多数卵巢癌患者没有月经变化。如果卵巢正常组织均被癌细胞破坏，激素水平改变，患者全身状态欠佳，就有可能出现月经过少或闭经。卵巢癌的病理类型复杂多变。一些卵巢肿瘤可分泌过多雌激素，引起性早熟、月经失调或绝经后阴道流血。

信号三：腹痛。腹胀和腹痛并非会同时存在，当腹痛出现时就意味着卵巢癌开始加重。当癌细胞开始浸润腹腔周围组织，或者与邻近组织发生粘连，压迫神经可引起腹痛，其性质由隐隐作痛到钝痛，甚至较剧烈的疼痛。

信号四：下肢及外阴部水肿。当女性出现下肢及外阴部水肿时一定要提高警惕，这有可能代表着卵巢癌开始“作祟”了，也就是说癌细胞在盆腔内开始长大，并且固定，出现压迫盆腔静脉，或影响淋巴回流。长时间的作用之下，就会使患者出现下肢肿胀和外阴水肿。

信号五：不明原因的消瘦。对于很多女人来说，想要瘦下来很难，想要胖起来却轻而易举。当女人出现突然的消瘦，却没有任何其他明显的病症时，请女性朋友提高警惕，这很可能是因为卵巢癌的原因。

卵巢癌的逐步长大，形成腹水，可以机械性地压迫胃肠道，引起患者食欲减少及消化不良。除此之外，癌细胞的形成会大量消耗人体养分，也是女性突然消瘦的主要原因。

### 3.如何及时发现卵巢癌

女性每年需要进行一次妇科检查及盆腔彩超检查，高危人群女性、有卵巢包块女性需要遵医嘱进行检查。卵巢癌早期隐匿，一般体检发现不了卵巢癌，应结合病史和体征，辅以必要的辅助检查。

（1）B超。是诊断卵巢肿瘤的重要手段。可以判断肿瘤大小、部位、质地、与子宫和盆腔脏器的关系及有无腹水等。

（2）CT及MRI检查。判断肿瘤大小、质地，肿瘤与盆腔各脏器的关系，特别对盆腔和主动脉旁淋巴结增大、有无肝脾转移，对确定手术方式有一定价值。

（3）胃镜、结肠镜。了解有无胃肠道原发性癌。

（4）胸部、腹部X线片。对判断有无胸腔积液、肺转移、肠梗阻有诊断意义。

（5）PET-CT检查。可以利用良恶性组织在代谢活性上的差异将其加以区别，有助于对已有卵巢肿瘤进行定性并做出诊断，并可以排除远处转移。

（6）腹腔镜检查。对盆腔肿块、腹水、腹胀等可疑卵巢恶性肿瘤的患者行腹腔镜检查可明确诊断；通过腹腔镜的观察可以对疾病的严重程度进行评估，决定治疗方案；通过腹腔镜评分可以决定彻底减瘤手术的可行性。

（7）腹水细胞学检查。腹水患者应进行腹部穿刺，如腹水少可经后穹隆穿刺，所得腹水经离心浓缩涂片，进行细胞学检查，有助于进一步明确诊断。

（8）肿瘤标志物测定。卵巢肿瘤标志物可以在血清、组织、体液和排泄物中检出，可用来辅助诊断、监测肿瘤治疗疗效、判断预后，对肿瘤的诊断和治疗具有重要意义。

### 4.得了卵巢癌怎么办

虽然卵巢癌早期隐匿，复发率和死亡率高。但尽早诊断、尽早治疗对于疾病的预后帮助极大。一旦怀疑得了卵巢癌，并及时到肿瘤专科医院进行诊治。治疗原则是以手术为主，加用化疗、放疗的综合治疗。

手术是治疗卵巢癌的首选方法，目的：争取将肿瘤切除干净；进行准确的肿瘤分期。

### 5.如何预防卵巢癌的发生

（1）饮食营养要均衡。少食高胆固醇和高脂食物，多食用含 β 胡萝卜素多的食品。低脂、低胆固醇、高钙饮食，多吃新鲜蔬菜和水果。

（2）妊娠和口服避孕药。世界卫生组织鼓励女性在生育的基础上，采取服用避孕药的方式避孕，以抑制卵巢排卵，降低发病率。据了解，服用避孕药5年后的女性，此后10年内比其他人罹患卵巢癌的概率少50%以上。建议女性在20~25岁结婚，23~30岁生育，坚持母乳喂养。

（3）雌激素类药物。尽量避免单独使用雌激素类药物。

（4）遗传咨询和基因检测。有卵巢癌或乳腺癌家族史的女性需遗传咨询，必要时预防性切除输卵管和卵巢。

（5）早期教育。目前对宫颈癌的科普宣教很多（其早期症状易被发现），与此同时也应加大对卵巢癌的宣传力度，让人们加深了解、加强防范；动员女性每年做体检时，应加做腹部B超和阴道超声波进行筛查，以尽早发现卵巢癌的蛛丝马迹。

### 6.问题聚焦

（1）卵巢癌术后能否保留生育能力。无论是良性还是恶性卵巢肿瘤，手术都是首选的方法！良性的肿瘤把肿瘤切除即可，而卵巢癌原则上是需要全切，包括卵巢、子宫、输卵管等，即卵巢癌根治术，但具体要看患者的情况，有些卵巢癌早期，其治疗可以保留对侧卵巢及子宫，即保存生育功能。良性卵巢肿瘤变恶性的概率比子宫肌瘤变恶性的概率大很多，特别对绝经的女性来说。因此，绝经的女性出现卵巢良性肿瘤，我们一般是建议病人要赶快切除，以免日后癌变。

（2）卵巢癌术后是否可以高枕无忧呢。经常有患者说："很庆幸我的癌症是早期，做完手术就没事了吧。"其实不然。卵巢癌是一种很容易复发的肿瘤，虽然手术尽可能地切除了患者的肿瘤，但可能体内仍然存在一些残留的癌细胞，需要通过化疗来将其进行清除。卵巢癌术后的复发大多发生在3年以内，因此要按医生的嘱咐定期随访，尽早发现复发迹象，尽早治疗。当然，也有很多卵巢癌患者终日担心复发而陷入焦虑的情绪，这种心理对卵巢癌的康复是非常不利的，焦虑的情绪会降低患者的免疫力，从而可能导致卵巢癌的复发，所以一定要有良好的心态和自我调节能力。

总之，养成良好生活习惯，保持良好的心态，定期体检，让我们携手共同关注女性健康，一起对这个藏在女性身体的隐形杀手说一句："滚蛋吧，卵巢癌。"

# 第四章 拯救子宫——保卫人类绚烂“宫殿”

## 第一节　异常子宫出血

月有盈亏，海有潮汐，与之相符，便是正常的子宫出血，我们称其为月经。周期性的月经赋予了周期性的女人，这一次次小的周期轮回在女性的生命中扮演着极其重要的角色。它代表了正常的卵巢功能、内分泌功能和孕育功能，在长达三十多年的历程中，使女性保持了很好的容光和魅力。如果这种特殊的小经历被打破了，无论是规律性、周期性还是时限性，都会让女性感觉到是一次小灾难的来临，最常见的便是不合时宜的流血，通俗来说，是不在月经期间阴道内的出血，量可大可小，淅淅沥沥，淋沥不尽。这便是异常子宫出血了，顾名思义就是子宫内出血所表现出来的非正常现象，如果出现这种情况不要以为不过是来月经、例假而已，下面我们一起来了解这种疾病吧。

### 一、异常子宫出血

月经是女性健康的信号灯，是伴随卵巢周期性排卵而出现的子宫内膜周期性脱落及出血，具有特定的周期和规律，每次经期的长度和经量也有较为恒定的范围，如果这种生理上的循环周期遭到了破坏，就会被视为异常子宫出血。

需要注意的是异常的出血必须是源自子宫腔，青春期前和绝经以后以及与怀孕有关的出血、阴道与宫颈的出血都不属于异常子宫出血。

## 二、为什么会出现异常子宫出血

异常子宫出血的病因复杂，可以是单一因素，也可多因素并存，具体可分为有子宫结构性病变及无子宫结构性病变两大类。具体病因如下。

### 1.不速之客——器质性病变引起的出血

（1）子宫内膜息肉。是妇科常见病，由子宫内膜局部过度增生所致，表现为突出于子宫腔内的单个或多个光滑肿物。可引起不规则阴道流血、不孕。

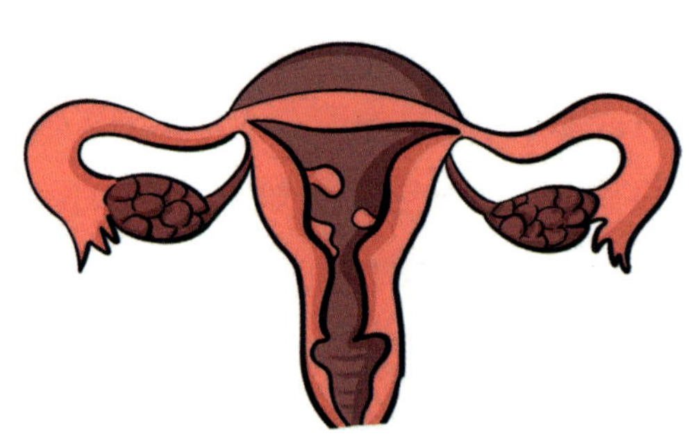

图4-1 子宫内膜息肉

（2）子宫腺肌病。是子宫内膜腺体和间质侵入子宫肌层形成弥漫或局限性的病变，与子宫内膜异位症一样，属于妇科常见病和疑难病。子宫腺肌病多发生于30~50岁左右的经产妇，但也可见于年轻未生育的女性。

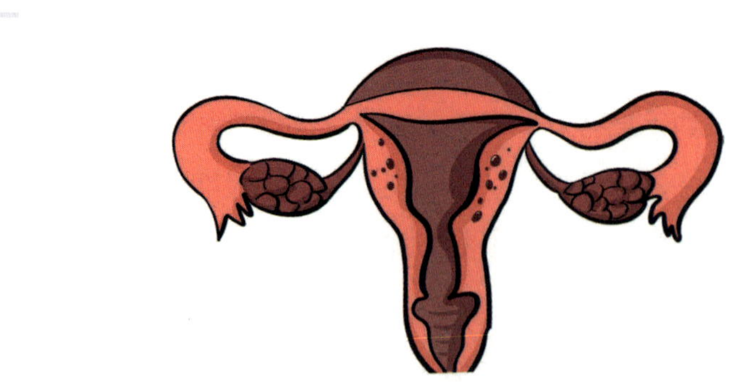

图4-2 子宫腺肌病

（3）子宫平滑肌瘤。子宫平滑肌瘤简称子宫肌瘤，是女性生殖器官最常见的良性肿瘤，常见于30~50岁女性，20岁以下少见。

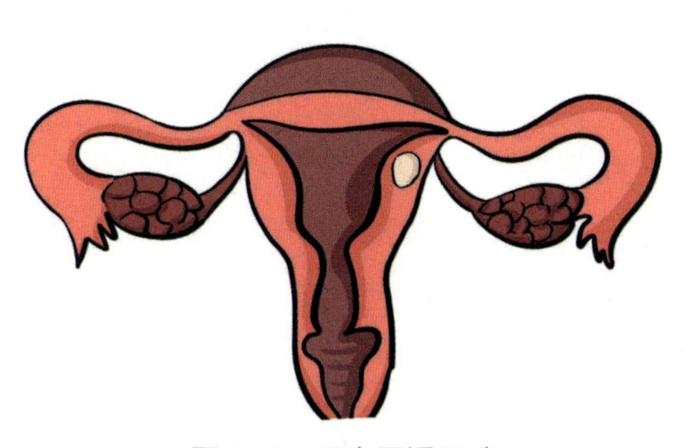

图4-3　子宫平滑肌瘤

（4）子宫内膜恶变和不典型的增生。子宫内膜不典型增生发生于比较年轻的女性。也可见于围绝经期或绝经后女性。

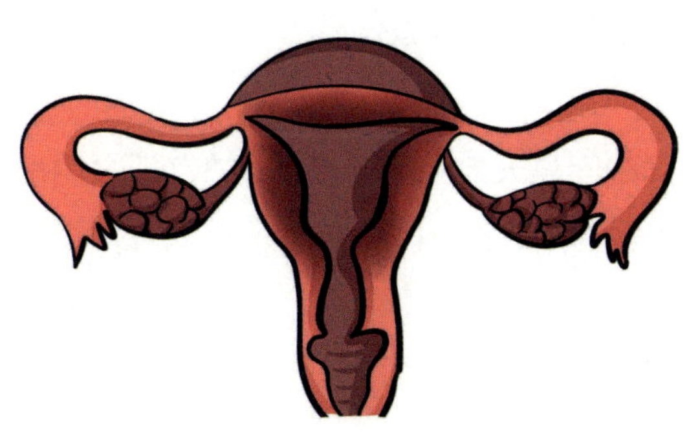

图4-4　子宫内膜恶变和不典型的增生

### 2. 池鱼林木——无子宫结构改变的出血

一些无子宫结构性改变的疾病也是导致异常子宫出血的因素，如凝血相关疾病、排卵障碍。

此外，还有一些子宫内膜局部微环境异常、医源性的因素，如人工流产、放置宫内节育器等也会导致子宫不规则出血。

## 三、异常子宫出血的表现

异常子宫出血引起的月经模式的改变，可谓五花八门，形式多样。从频繁拜访到姗姗来迟，从点滴干净到暴崩如注，甚至如同“旅行”，走走停停。

### 1.经量多与少

月经过多，来一次月经就像水龙头一样滑丝，经量大于80mL；有的量少得可怜，5mL都不到，1~2片卫生护垫就可以了。

### 2.经期长与短

捉摸不透的“大姨妈”，上次拖拖拉拉的住了7天还不走，这次又雷厉风行，还不到3天就消失得无影无踪。

### 3.月经频发与稀发

月经稀发：月经35天以上，甚至两三个月拜访一次。月经频发：间隔1~2周就来串个门，就像家里的老熟人一样频繁造访。

### 4.周期规律性异常

两次月经之间的间隔天数上下浮动如果在7天之内都算是规律的月经周期，超过7天就需要重视了。

## 四、诱发因素

### 1.慢性病史

不管是青春期还是育龄期、绝经前期的女性都有患子宫异常出血的可能，但若在此基础上合并肥胖、高血压、糖尿病或乳腺癌等疾病，则大大增加了患此病的风险。

### 2.药物因素

因为其他疾病使用他莫昔芬、激素或接受激素替代治疗易诱发此病。

### 3.子宫病史

如果基于女性特殊的生理结构和功能，有多次妊娠和分娩史、行人工

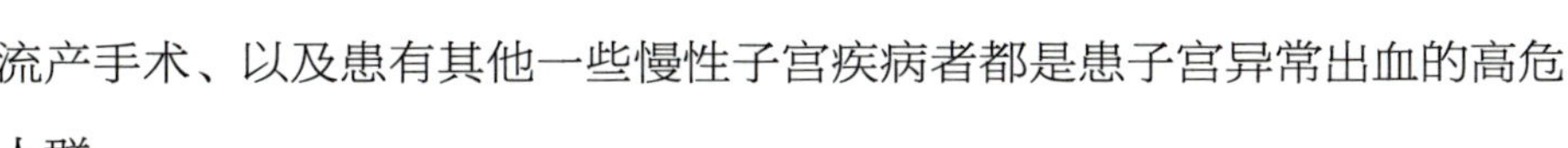

流产手术、以及患有其他一些慢性子宫疾病者都是患子宫异常出血的高危人群。

#### 4. 生活方式

精神经常处于紧张状态，营养不良，饮食紊乱，酗酒，过度运动等。

### 五、异常子宫出血可能引起哪些其他问题

#### 1. 不孕症

子宫结构性病变（如黏膜下子宫肌瘤、子宫内膜息肉）或内分泌失调（多囊卵巢综合征、高泌乳素血症）等均可引起不孕。

#### 2. 贫血

长期出血或月经量多，久而久之会造成贫血，表现为面色苍白、乏力、疲倦、头晕等。

#### 3. 失血性休克

如果短时间内大量出血，有发生失血性休克可能，主要表现为面色苍白、四肢湿冷、呼吸急促、尿量减少、血压下降等。

### 六、异常子宫出血怎么治

#### 1. 药物治疗

在止血的过程中我们经常会看到医生使用很多激素进行治疗，有人用孕激素，有人用雌激素，而有的人使用避孕药。为什么同样都是出血，止血的时候却要区别对待呢？我们一起来看这些药物的机理和适用人群。

（1）孕激素。可以使子宫内膜转化成另外一种状态，稳定子宫内膜，大剂量的孕激素使用后促进子宫内膜萎缩，比如我们熟悉的黄体酮注射液、地屈孕酮、安宫黄体酮等，体内不缺乏雌激素的女性适用。但是要注意，一旦停药后会有一次撤退性出血，如果存在中度以上贫血，这种方式不适合。

（2）雌激素。短时间内让子宫内膜在雌激素的作用下迅速生长起来，起到快速愈合创面的目的，体内因雌激素不足造成出血者适用。

（3）短效口服避孕药。止血迅速，效果稳定，还兼有调整月经周期的作用，效果没得说，可是最要紧的是有形成血栓的风险。所以，一些特殊人群，比如体形肥胖、吸烟、有偏头痛、有近期血栓病史等这些危险因素的时候，要慎用或不用。这些药一定要在医生的评估下合理适用，否则可能会适得其反。

（4）雄激素类药物。对抗雌激素，协助止血，改善贫血。用量及用药时间不可过长，否则易有“男性化”的不良反应。

（5）宫内缓释药装置。“曼月乐”是一种T形宫内节育器，放在这里不是用来发挥避孕作用，而是取其不间断释放药物的作用，使子宫内膜接受高效能药物的影响，达到萎缩的目的，从而治疗异常子宫出血。

注意服用激素类药物，一定要遵照医生的安排，万万不可漏服或自行停用。

### 2. 手术治疗

手术治疗异常子宫出血的三部曲：诊断性刮宫、子宫内膜去除、子宫切除。从刮取内膜，到全层破坏内膜，再到摘除子宫，手术范围在扩大，那是不是就意味着病情越来越重呢？得了异常子宫出血是不是都要按照这个流程进行治疗呢？答案是否定的，这个不是阶梯式的治疗方案，病情不同，需求有别，治疗方案自然千差万别，到底适合哪一种方案，具体情况由医生帮我们安排。

## 七、异常子宫出血日常应注意哪些方面

### 1. 饮食

应保持饮食均衡和营养，通过饮食改善贫血症状增加机体的抵抗力，在出血期如出血量较多，需补充铁元素，食用含铁元素丰富的食物，

如：猪肝、瘦肉、菠菜、鸡蛋黄、豆制品等。同时多吃鱼、肉、蛋等蛋白质含量丰富的食物，以及富含维生素的新鲜蔬菜，忌生冷及辛辣刺激食物。

### 2. 用药注意

异常子宫出血的药物治疗以性激素为主，众所周知，激素类药物有着较为明显的并发症和不良反应，故在服用此类药物时首先一定要做到定时定量，不可随意加减药物的剂量或者停服。注意观察阴道出血情况，如治疗期间再次出现出血应及时就诊。

### 3. 保持卫生

出血期间一定要注意勤换勤洗，保持外阴的清洁，不能坐浴、阴道给药、游泳等，否则可能会增加感染的机会，特别禁止同房。

### 4. 适当运动

出血期间建议卧床，多休息，可床上翻身以促进血液循环，待出血症状缓解后，适量下床活动，避免劳累及剧烈运动，还要注意气候的变化，防止受凉。

### 5. 排解压力，保持愉悦的心情

良好的情绪是治疗成功的一半，精神压力大，情绪波动大，会影响中枢神经的工作，从而影响卵巢的功能，不利于出血症状的缓解和治疗。所以应该放松心情，用娱乐的方式缓解紧张和焦虑，如听轻音乐、看书等，学会倾诉内心的压抑，对于疾病的治愈要有充足的信心。

### 6. 睡眠充足

女性长期熬夜或者失眠更易引发机体的生命节律发生紊乱，导致内分泌的失调，保证规律且充足的睡眠对于疾病恢复有很大的促进作用。

## 八、如何预防异常子宫出血

（1）每天坚持锻炼，增强身体素质。

（2）禁烟禁酒，少熬夜，养成良好的生活习惯。

（3）健康饮食，增加维生素和蛋白质的摄入，少食油腻辛辣之品。

（4）保持良好的心情，避免精神紧张。

（5）出现异常出血应及时就诊，避免延误病情，导致急性大出血。

（6）高危人群预防。有子宫内膜癌家族史或者既往有子宫内膜息肉、子宫肌瘤等病史者为高危人群，这些人群要定期检查，做到早发现、早诊断、早治疗。

## 九、问题聚焦

（1）两次月经之间莫名其妙的出血是怎么回事。两次月经之间的出血，有时会伴有腹痛，可能是一种正常的生理性情况，被称为排卵期出血。子宫内膜受激素的调节发生变化，随着雌激素水平的升高内膜增厚，排卵后雌激素水平会降低，使得雌激素对子宫内膜的支持作用减低，内膜会发生一定程度的脱落，临床上表现为出血，然而这种出血一般量不会多，持续的时间也不会太长，大概为1~2天。如果两次月经之间的出血延长到5~6天甚至更长，或者是一直淋沥到下次月经来潮，这有可能是疾病表现，临床上常见黄体功能不全，这种情况下分泌的激素不能及时使子宫内膜从增生期向分泌期转化。除此之外，两次月经之间会有一些非排卵期的出血，可能与前文提到的子宫及生殖系统的疾病有关，需要重视。

（2）排卵期间阴道流血是不是就是排卵期出血。这种情况大概率就是排卵期出血。如果月经规律，一个月一次，那么在两次月经中间的那几天出现少量的阴道出血，这跟卵泡发育成熟及排卵后雌激素骤然上升和下降有一定的关系，不是所有人的内膜都能受得了这种剧烈的“撞击”，一些人内膜不耐受而提前脱落就会出现出血，这种出血有可能是红色的、褐色的，也有可能是白带中带一点点血，通常时间不长也不影响生活，自己能够恢复正常。然而除了这种生理性的排卵期出血，也有可能是其他一些病变，如阴道宫颈的病变、内膜的病变等，怎样区分是排卵期出血还是其他病变导致的出血呢？需要结合妇科检查、超声检查，根据具体情况来确定！

（3）异常子宫出血会导致不孕吗。子宫是女人最重要的一个生殖器官，是月经的发源地，也是孕育新生命的摇篮，异常子宫出血的9大类型中，不管是与子宫结构性改变相关的异常出血还是与凝血障碍相关的异常子宫出血，都会影响子宫的健康，其中无排卵性的异常子宫出血是一定不会怀孕的，排卵障碍或无排卵都无法产生卵细胞。而排卵性的异常子宫出血主要包括黄体功能不全和子宫内膜的不规则脱落，黄体功能不全主要表现为月经周期的缩短，有时月经周期虽在正常范围，但卵泡期延长、黄体期缩短会导致患者不易受孕或者是在怀孕早期流产。除此之外，子宫结构的异常也会影响受孕，可能是疾病本身也可能是疾病的治疗，都有可能影响怀孕，甚至导致不孕。不是所有类型的异常子宫出血都会导致不孕，但需要警惕。

（4）异常子宫出血会致癌吗。异常子宫出血中的有些情况本身就是癌变造成的，例如子宫内膜的病变包括子宫内膜癌就是一种异常子宫出血，另外，如果异常子宫出血是由排卵障碍所造成，也就是排卵障碍性异常子宫出血，这个通常发生在多囊卵巢综合征患者中，只有正常的排卵卵泡才能形成黄体，黄体才能产生孕激素，孕激素对子宫内膜可以起到一定的保护作用，如果卵泡不能正常生长、排卵，那子宫内膜就不会受到保护，长期下去，没有孕激素，只有雌激素的作用，子宫内膜了就会有癌变的风险。另外，一些全身的系统性疾病比如：白血病也会造成异常子宫出血，表现为月经过多、出血量大等情况，而白血病本身就是一种癌症。

# 第二节 “宫里的不速之客”——子宫内膜息肉

子宫内膜息肉对于子宫而言，是“宫里”不受欢迎的客人，它通常喜欢独来独往，但是有时也会集体行动，就像子宫里长了许多的“宫里”植物一般。这位客人脸皮还很厚，虽然可以被宫中的“大内高手”宫腔镜赶出子宫，但却可能会在一段时间后又出现，有时候还“生生不息，扰乱宫中”。大部分的子宫内膜息肉是“良民”，也就是良性病变，但如果不及时治疗，会影响生活质量，导致阴道反复出血、感染，甚至不孕。随着年龄的增长，绝经后阴道流血常预示“良民”变成了“坏人”，存在恶变的可能，尤其是有出血的绝经后息肉，应积极治疗。

让我们了解一下这位宫中的不速之客。

## 一、什么是子宫内膜息肉

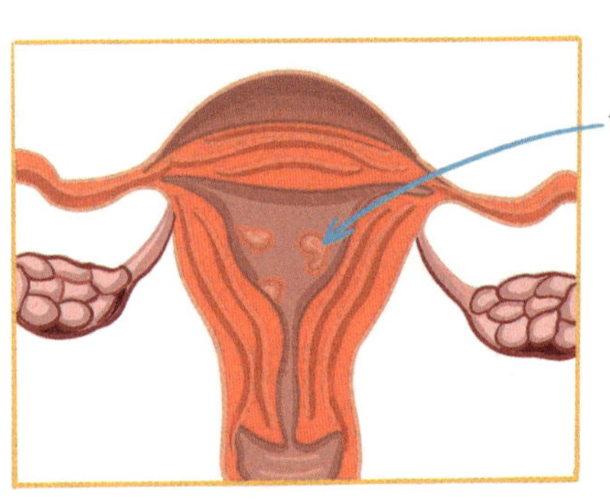


图4-5 子宫内膜息肉

如果把子宫内膜比做土壤，那么子宫内膜息肉就像是土壤里的杂草。但是这个杂草不是细长的草，而是单个或者多个，长得像鹅卵石一样的突起。

所谓息肉，就是在原本平整、光滑的组织上，有一块破坏队形的肉凸出来了。专业上称为人体黏膜表面的赘生物。子宫内膜的息肉是由于子宫内膜局部受激素或损伤刺激，出现局部增殖而形成的向宫腔内突出的卵圆形软组织块。

## 二、哪些人容易长子宫内膜息肉

以下几种情况要小心，你可能是得子宫内膜息肉的高危人群。

（1）体内“雌激素”水平过高。雌激素就好比是子宫内膜的化肥，子宫内膜局部受过量“化肥”刺激，内膜过度增生，容易引发息肉。

（2）炎症因素。长期妇科炎症，导致子宫内膜受炎症反应刺激，细胞因子失衡。

（3）发病高危因素。包括年龄、高血压、肥胖及他莫昔芬的使用，其中年龄是该病的最主要的危险因素，在生育期女性中随着年龄增大发病率逐渐增高，更年期女性最高，而口服他莫昔芬使患病率高达30%~60%。

## 三、长了子宫内膜息肉会有什么表现

（1）小时候“安静潜伏”。多数情况下，息肉都是乖巧、老实的，静静等待被发现。很多患者，特别是息肉直径小于1cm的，没有临床症状，经常在体检时发现。

（2）长大后“扰乱宫中”。等它慢慢长大，大于1cm就开始“作妖”，出现多种症状，大多表现为月经失调、月经量增多、月经期延长、围排卵期出血、月经淋沥不尽等。

## 四、如何清楚知道自己有没有子宫内膜息肉

（1）超声检查“最常用”。一般需要根据妇科检查、症状和临床表现、B超及影像学检查综合评估，B超检查常提示：子宫内膜回声不均匀或宫腔内强回声团。B超，尤其是经阴道超声检查是最常用的内膜息肉诊断方法，可以帮我们找到子宫内膜息肉。

（2）宫腔镜检查是“金标准”。宫腔镜检查是发现子宫内膜息肉的“高手”，也是诊断的金标准，就是在宫腔镜下准确直接地看到“多肉”的样子和位置。

（3）病理结果是“裁判”。将宫腔镜下切除的子宫内膜息肉，送到病理科化验，来判定其良恶性，才是判断子宫内膜息肉性质良恶的最终裁判。

## 五、哪些人群需要手术治疗

（1）变了旧模样。息肉不再是以前的小于1cm的大小，而是突然增大；不再是单个，而是多个；或连续复发。均考虑手术治疗。

（2）烦人的出血。有症状的异常子宫出血，大多数有症状的病例通过宫腔镜息肉切除术明显改善子宫异常出血的症状。

（3）影响妊娠。不孕症患者，子宫内膜息肉可能影响胚胎着床，息肉切除可以有效提高低生育女性的生育能力，有助于自然受孕或辅以辅助生殖技术以取得更大的成功机会。

（4）担心恶变。有出血的绝经后息肉，需警惕恶变，应积极治疗。有异常子宫出血症状、年龄大于60岁、绝经后、伴有代谢综合征、应用他莫昔芬的内膜息肉患者，应引起临床足够重视，需进一步诊治。

## 六、得了子宫内膜息肉，有哪些方法可以治疗

子宫内膜息肉的治疗方法由患者的年龄、症状、生育要求及恶变风险决定，主要包括期待治疗、药物治疗与手术治疗。治疗目的主要是摘除息肉、改善症状及预防复发。

（1）保守治疗，走着看。小的（直径小于1cm）、第一次出现的、无症状的息肉可以暂时观察随访。有的息肉可以自行脱落，1年内自然脱落率约为27%。功能性息肉多数会随着月经期子宫内膜剥脱而脱落，可期待

治疗。有指南提出，与直径大于1cm的息肉相比，较小的息肉更容易消退，绝经后无症状的息肉恶变的可能性不大，可选择观察保守治疗。

（2）手术治疗，最推荐。宫腔镜定位息肉摘除术是首选治疗方法。其中对于多发息肉、蒂部宽大、较大的息肉而言，宫腔镜下电切的方式切除息肉，手术时间短，操作快速，出血少，但缺点是电刀在切除息肉过程中产生的热效应容易对内膜产生损伤，引起宫腔粘连、宫颈管粘连甚至闭经等并发症。对于单发息肉，特别是有生宝宝计划的女性，传统的手术刀切除息肉可以更好地保护子宫内膜，术后创面恢复快。手术方式选择也会影响息肉的复发，传统方法如单纯诊刮或器械钳夹息肉容易造成息肉根蒂部残留，术后易复发。宫腔镜息肉电切术可镜下直视切除息肉，息肉根部残留少，复发率较低。

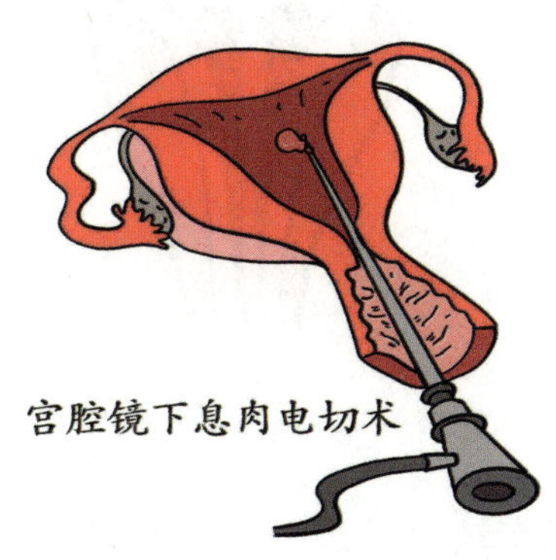


图4-6　宫腔镜息肉电切术

（3）药物治疗，有条件。国内外指南与共识推荐宫腔镜下子宫内膜息肉切除术是治疗子宫内膜息肉的首选治疗方法，但药物治疗的重要性也不容忽视。对于有禁忌或不愿选择手术的女性而言，药物治疗显得尤为重要。临床常用药物包括：孕激素、复方口服避孕药、促性腺激素释放激素激动剂、止血药物等。

左炔诺孕酮宫内缓释系统（曼月乐环）在子宫内膜息肉的药物治疗中

占据重要地位。曼月乐是一种含有孕激素的避孕环，在子宫内局部微量释放高浓度的孕激素，可使宫腔内形成高孕激素环境，减少局部雌激素浓度，同时促进内膜腺体和间质细胞凋亡，使子宫内膜萎缩、变薄，息肉就没有了“化肥”“饿得奄奄一息”；也还可以使子宫颈黏液变厚，改善宫腔内的微环境，降低炎性反应。有些时候还能减少月经出血量，预防子宫内膜的恶变。此外，对于暂时不愿手术的朋友，3个月的曼月乐治疗，可使子宫内膜厚度得以有效抑制，使宫腔镜手术更简单，手术时间更加灵活。还适用于无生育要求、多次复发性子宫内膜息肉或合并子宫内膜异常增生的女性。

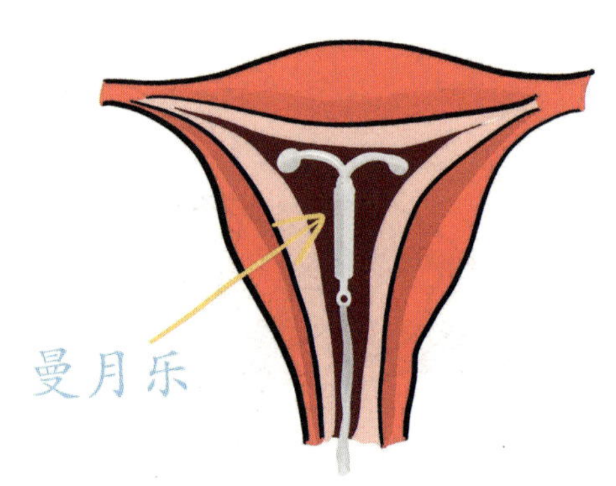


图4-7 曼月乐治疗

子宫内膜息肉发病率较高，是引起异常子宫出血以及不孕的主要原因，有一定的恶变率，应根据个人的具体情况，选择最佳治疗方式。宫腔镜在诊断和治疗子宫内膜息肉中效果好，应用广泛。在宫腔镜治疗后可联合应用孕激素，以降低子宫内膜息肉的复发率。

## 七、子宫内膜息肉在生活中聚焦的问题

（1）长了息肉会不会影响怀孕。（看大小，定影响）我们把子宫内膜想象成土地，受精卵相当于种子，那么息肉就相当于杂草了，土地上长了

杂草就可能干扰种子生长发育，当然要着急。随着年龄的增长，子宫内膜息肉的发病率会逐渐升高，但是我们也不要太担心，有相应的办法来解决。

当息肉第一次出现、体积较小时，其实对孕育的影响不大，也是可以自然受孕的。如果此时怀孕了，注意休息，按时产检即可。而且，随着孕激素水平的升高，可能怀孕过程中，息肉自己就枯萎了。

但当息肉较大，或者多次复发时，的确会影响受精卵着床。所以有生育要求的患者，医生会根据情况建议先进行手术治疗，术后3个月复查一次，再做决定。

对术后有迫切生育要求的患者，医生检查后可能会推荐口服短效避孕药治疗来降低复发概率，再备孕。

（2）为什么感觉身边很多人都有息肉，是否和遗传有关。（想多了）有指南指出子宫内膜息肉的高危因素包括年龄、高血压、肥胖和他莫昔芬的使用。因此，和遗传没太大关系，七大姑八大姨都有的情况，可能只是碰巧。

（3）息肉会不会自愈。（“小”可“消”）子宫内膜息肉自然消退率高达27%，也就是说，大约每3个有子宫内膜息肉的患者，其中就有1个人的内膜息肉可以自己灰溜溜的“消失”，并且与直径大于1cm息肉相比，较小的息肉更容易自己悄无声息的消失，所以小于1cm的息肉，通常都“不是个事儿”。

（4）子宫内膜息肉术后复发了都需要治疗吗。（不建议反复手术）术后总体的复发率2.5%~3.7%，主要是由于息肉生成的病因没有去除，其次是息肉根部没有切干净。如果没有造成阴道流血，没有影响怀孕，可以不处理，更没有必要反复手术。

总之，对待子宫内膜息肉，我们要保持警惕，定期做好妇科检查。当然，如果能防患于未然更好，所以大家平时一要重视定期体检，二要保持身心愉悦，三要养成健康的生活习惯。

希望没有息肉困扰的你，能够正确防范它；正在受此困扰的你，能够以积极乐观的心态面对它。

## 第三节　子宫肌瘤知多少

对于女性来说，子宫肌瘤是一个老生常谈但又避之不及的话题。很多女性朋友们体检或者在医院就诊时，一眼看到B超单上的“瘤”字就一脸惊愕，感觉“瘤”就像炸弹一样，以为自己得了不好的病，甚至以为是癌症。几乎都是谈“瘤”色变，极度紧张。其实，当你真正了解了子宫肌瘤，可能就没那么紧张了。接下来，我们就揭开神秘面纱，一起看看子宫肌瘤的真面目。

### 一、什么是子宫肌瘤

子宫肌瘤是子宫平滑肌组织增生而形成的良性肿瘤，简单地说，就是子宫上长了个“肉疙瘩”，俗话说“十个女性，四个瘤”，可见它的普遍性，而且多为良性，因此大家真的不必有过重的思想负担。

不过，随着时间的推移，子宫里的肿瘤可能会越长越多或者越来越大，可能导致不规则出血、月经量多、不孕、流产、早产，因此也不能掉以轻心。

### 二、细数子宫肌瘤的“千姿百态”

#### 1. 传统分类

按肌瘤与子宫肌壁的关系，常见的子宫肌瘤可分为3类。

（1）肌壁间肌瘤。肌瘤位于肌壁内，周围均为肌层所包围，初发病时多为此类肌瘤，故最常见，占60%~70%。

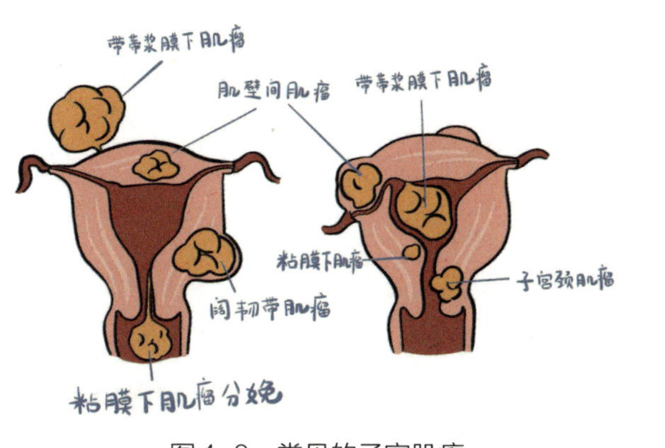


图4-8　常见的子宫肌瘤

（2）浆膜下肌瘤。肌壁间肌瘤向浆膜发展，并突出于子宫表面，与浆膜层直接接触，约占20%。如突入阔韧带两叶之间生长，即为阔韧带内肌瘤。

（3）黏膜下肌瘤。肌壁间肌瘤向宫腔内生长，突出于子宫腔内，与黏膜层直接接触，占10%~15%。此瘤可使子宫腔逐渐增大变形，并常有蒂与子宫相连，如蒂过长可堵住子宫颈口或脱出于阴道内。

另外，子宫肌瘤常为多发性，并且以上不同类型肌瘤可同时发生在同一子宫上，称为多发性子宫肌瘤。

## 2.FIGO新分类

2010年国际妇产科联合会（FIGO）对子宫肌瘤进行了0~8型的新分型。

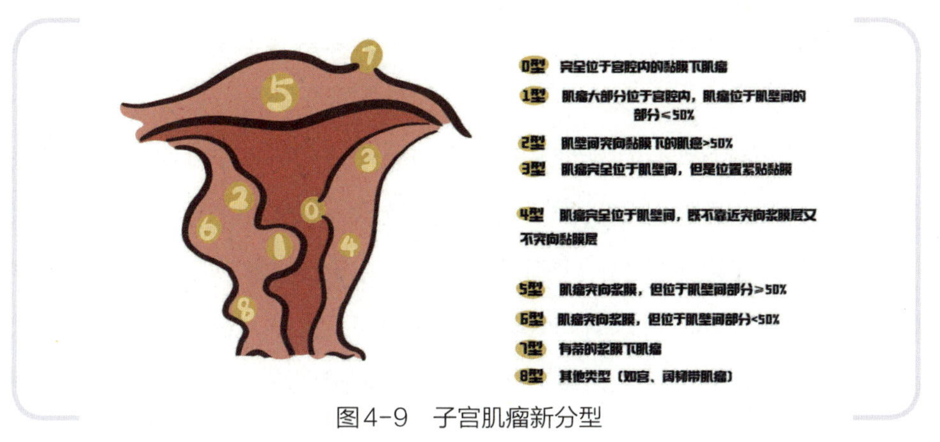


图4-9　子宫肌瘤新分型

可以看到新的分类较之前的分类，对于肌瘤的位置的描述精确了很多，针对不同类型的肌瘤，以及其造成的不同症状，再来选择治疗方式，就会比原来的分类系统准确多了。

### 3.“花式”分类

在肌瘤界里，瘤子们可不都是中规中矩、整齐划一的，总有一些瘤子处于尴尬的大小、尴尬的位置，处理起来陷入两难，手术不是，不手术也不是。因此给它一种另类的“花式”分类法，可以分为以下几种类型：温柔善良型、调皮捣蛋型、坏得透顶型和迷之尴尬型。

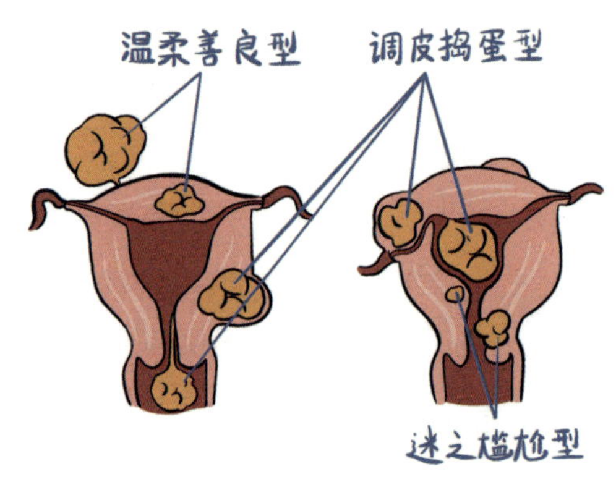


图4-10　肌瘤“花式”分类法

（1）温柔善良型。因体检发现肌壁间肌瘤、浆膜下肌瘤就诊，瘤子个头不大，不超过5cm，不影响月经和生育，医生告知：定期随访。也就是可以不用手术、不用吃药，此时看这瘤子，是不是并不可怕，而是显得温柔善良。

（2）调皮捣蛋型。可能您往往因为月经不正常、不孕、腹痛、尿频尿急、腰痛、肛门坠胀感等各种不同的症状就诊，做了彩超后发现了子宫肌瘤，医生告知了以下情况：①瘤子位置不对，长在了黏膜下，也就是子宫腔内，所以导致你的月经时间长量又多，还怀不上孕，得手术；②瘤子大小不对，超过5cm，增长速度有点快，还导致出现腹痛，考虑瘤子可能发生变性，得手术；③瘤子大小、位置都不对，瘤子较大，还压迫到了输卵管、膀胱、输尿管、直肠等，所以导致不孕、尿频尿急、腰痛、肛门坠胀感，得手术。此时再看这个瘤子，就没那么温柔善良了，到处调皮捣蛋乱长生事。可以称之为调皮捣蛋型吧。

（3）坏得透顶型。在肌瘤界，坏得透顶型瘤子有两种：①恶变，恶变的肌瘤，改叫肉瘤，相对少见，约占女性生殖道恶性肿瘤的1%。肿瘤标志物、彩超、甚至盆腔CT、MRI等都不一定能够区分，只能在术后确诊，这是医生和患者都面临的一个难题。见招拆招，对于突然明显增大的、肿瘤标志物偏高的建议开腹手术；年龄较大、没有生育要求、症状明显的可考虑全子宫切除；月经量多时间长的，建议术前诊刮排除子宫内膜病变；②复发，良性的多发性子宫肌瘤可能与遗传、基因有点关系，也就是说，总有一部分人是肌瘤体质，良性的瘤子反反复复长，带来的痛苦不言而喻，影响月经、影响生育、影响心情。交界性的瘤子，在病理学上有很多种，常见的有奇异性平滑肌瘤、富于细胞型平滑肌瘤、核分裂活跃型平滑肌瘤、不典型平滑肌瘤以及恶性潜能未定型子宫肌瘤等，光听名字就知道，虽说不是“纯种”的恶性肿瘤，但也不是什么好东西，容易复发，容易恶变，所以同样归类于坏得透顶类型。

（4）迷之尴尬型。个头不大，往往在2~4cm之间，位于肌壁间与黏膜下之间，导致月经量多时间长，怀不上孕。这种瘤子如果不手术，月经难以控制，导致贫血，还影响生育；如果手术，宫腔镜看不全，腹腔镜看不到，开腹有点不值得，堪称肌瘤界中的迷之尴尬。

俗话说得好，知己知彼百战不殆，管他温柔善良或调皮捣蛋，管他坏得透顶还是迷之尴尬，有一群一直在瘤子界抗争的医生们，不断总结，不断进步，致力于为每一位患者制定规范、个体化方案，配合中医药特色疗法消癥散结、调经助孕，为女性患者排忧解难。

## 三、为何子宫肌瘤会找上我

### 1. 妈妈给的DNA决定的

子宫肌瘤的遗传因素还是非常明显的，和家族史有很大的关系。子宫肌瘤的发生有明显的家族遗传性，在一个家族中，如果一二级亲属中有子宫肌瘤病史的人，往往会比正常人群发生子宫肌瘤的危险性高，比如母亲有子宫肌瘤，那女儿患子宫肌瘤的概率就明显增加。

### 2. 雌激素长期刺激是肌瘤茁壮成长的“帮凶”

雌激素是女性体内最重要的性激素，具有多种多样的生理功能。成年女性的雌激素主要来源于卵巢，对全身大部分器官都有重要作用。子宫肌瘤好发于生育年龄，青春期前少见，绝经后萎缩或者消退，提示可能是与雌激素相关。

雌激素有以下来源。

（1）日常饮食。外源性雌激素类物质的摄入是诱发子宫肌瘤的一个重要原因，其中高激素饮食首当其冲。患者若长期服用可能含有雌激素的补品，如蜂王浆、燕窝、雪蛤、激素养殖的动植物等，肌瘤生长或复发概率就可能会增加。目前，市面上有很多高激素含量的食品、药品和保健品，而很多女性对此类食品并无一个清楚的认识和判断，长期或大量摄入，势必会打破体内本来协调的雌激素水平，从而引发子宫肌瘤或促使已有的肌瘤迅速生长。

（2）药物作用。大部分避孕药含有雌激素，长期服用这类药物或者在十六岁之前就服用的人群，患子宫肌瘤的风险也会相应增加。

### 3. 长“瘤”也逃不过年龄

40岁左右的女性是子宫肌瘤的高发人群，因为在这段时间离绝经期越来越近，患者可能存在不同程度的排卵障碍，而且这类女性已经存在20~30年雌激素的刺激，有较高患子宫肌瘤的概率。

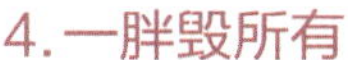

#### 4. 一胖毁所有

肥胖体质的女性，体内容易产生雌激素，大约每增重10kg，子宫肌瘤的发病率就提高12%，所以体重问题与子宫的健康息息相关。

总之，目前已知的子宫肌瘤的相关因素包括年龄（40岁）、种族以及遗传因素、生殖因素、激素水平、内分泌干扰物（增塑剂、二噁英、多氯联苯、有机氯、邻苯二甲酸盐、染料木黄酮和二乙基雌酚等）、生活方式以及饮食等。另外，运动和蔬菜水果的摄入是保护性因素，而咖啡因、牛奶和豆奶的摄入以及吸烟是子宫肌瘤发生的高危因素。

### 四、月经不调和子宫肌瘤的关系

月经不调和子宫肌瘤是否有关系，具体要根据子宫肌瘤的大小、位置、数量等具体情况而定。

如果子宫肌瘤比较小、位置在肌壁间或者浆膜下，大部分情况下不会影响正常的月经；而子宫黏膜下肌瘤对月经的影响最大，其次是体积较大或数量较多的肌壁间肌瘤，因为黏膜下肌瘤突出于子宫腔，表面易感染和出血，或大肌瘤增大了内膜面积，经期影响子宫血管的收缩，所以这两种情况特别容易影响月经。子宫肌瘤引起月经失调的表现主要是月经量增多、经期延长或月经淋沥不净等。

### 五、怎么知道自己长了子宫肌瘤

以下三个信号别忽视，可能是肌瘤惹的祸。

#### 1. 月经改变——肌瘤“在宫里作妖”

很多子宫肌瘤患者是没有任何症状的，只有在体检时才会发现。症状往往跟肌瘤生长的部位有关。如果子宫肌瘤过大会导致月经量大、经期延长等。月经量大会导致继发性贫血，出现心慌、气短、乏力等不适，甚至引起贫血性心脏病。一旦有这些症状，应尽快去医院就诊。

### 2. 腹部包块胀又痛、尿频便秘胃胀气——肌瘤“影响左邻右舍”

当子宫肌瘤越长越大时，患者可以从外部摸到。在早起空腹时或者膀胱充盈时，患者轻压腹部，有时候可摸到硬而活动的肿块。患者可能被误认为是发胖或者怀孕。

因为子宫的位置在盆腔的中央，前面有膀胱，后面与直肠为邻居，肌瘤增大压迫邻近组织和器官，就会出现尿频、尿急、排尿困难、腰酸背痛、便秘等情况。当肌瘤压迫到延伸至骨盆和大腿的神经时，会产生腰酸背痛、下腹坠胀症状。肌瘤压迫肠道会导致便秘和（或）胃胀气。此外由于大量出血引起贫血而需要进行补铁，补充的铁可能会加剧便秘。妇科检查可见子宫增大，黏膜下肌瘤在宫颈口可看到脱出的肌瘤，B超检查是常用而且准确的检查方法。

### 3. 难“炎”之瘾——肌瘤“可能是卧底”

因肌瘤使宫腔面积增大，腺体分泌增多，导致白带增多，一旦感染，可使白带呈脓性。不规则出血也往往会导致致病菌侵害，引发盆腔炎、附件炎等妇科炎症。另外，当肌瘤突向宫腔生长时，有的可自宫腔内脱入阴道甚至脱出阴道口外，这种肌瘤术后为黏膜下肌瘤，常合并感染、白带增多、有恶臭的阴道溢液，多引起不孕或流产。

### 4. 不孕不育——肌瘤“是好孕的拦路石”

如果子宫肌瘤长在宫颈或其他可能影响生育的部位，患者很可能会不孕，怀孕以后也可能流产。有一些子宫肌瘤需要切除后再备孕。术后，根据肌瘤位置，需要避孕3个月到1年。带瘤怀孕的话，子宫肌瘤可能会引起反复流产、早产、胎位不正等情况。妊娠期子宫肌瘤有时会发生红色变性，引起腹痛。

## 六、烦人的子宫肌瘤，该拿它们怎么办

子宫肌瘤治疗分以下三步。

第一步，期待治疗：对于无症状的肌瘤考虑期待治疗观察。

第二步，药物治疗：可用于围绝经期有症状但不愿意手术的人群，或肌瘤较大、手术困难，手术前药物治疗使肌瘤缩小以利于手术。

第三步，手术治疗：适用于以下情况，子宫肌瘤导致经量过多，出现继发性贫血；子宫肌瘤引起腹痛或者性交痛，有蒂肌瘤扭转引起的急性腹痛；肌瘤体积较大，有出血以及膀胱、直肠等压迫症状；因肌瘤造成不孕或复发性流产；疑有肉瘤变。

## 七、子宫肌瘤都必须手术切除吗

### 1. 适合的才是最好的——子宫肌瘤未必都要切

需要根据症状、年龄和有没有怀孕的要求，以及肌瘤的类型、大小、数量，全面考虑，选择合适治疗方式，不是所有肌瘤都需要手术切除。

### 2. 有时“静静等候，伺机而动”

如果体检时偶然发现了子宫肌瘤，平时没什么异常症状，而且体积不大（小于5cm），可以暂时不治疗，继续观察。接近绝经期的患者绝经后，肌瘤会萎缩，症状也会消失，无须手术。但需要每3~6个月检查一次彩超，若出现症状可考虑进一步治疗。

### 3. 适时“该出手时就出手”

子宫肌瘤直径已经超过5cm或者位置特殊的子宫肌瘤。比如子宫黏膜下肌瘤，无论大小都应尽早治疗；子宫浆膜下肌瘤扭转，导致急性腹痛时也不能掉以轻心；确定子宫肌瘤是不孕或反复流产的唯一原因时也应尽早治疗；短时间内子宫肌瘤暴长或检查发现子宫肌瘤存在恶变的征兆时也要尽早治疗。

需要注意的是，40岁以上无生育要求的女性，如果子宫肌瘤过大、过多，可能需要切除子宫。

## 八、中医怎么认识和治疗子宫肌瘤

中医主要着眼于“瘀”，可分为因虚致瘀、因寒致瘀、气滞血瘀、痰瘀互结等类型，治法以化瘀消癥为主，多选用软坚散结、破积消癥类药物，并根据具体辨证进行治疗。子宫肌瘤属“癥瘕”范畴，宜采用活血祛瘀散结药物治疗。此处选择宫瘤消胶囊来介绍中医治疗子宫肌瘤的方法。

（1）方剂渊源。本方由大黄蛰虫丸（《金匮要略》）和香棱丸（《济生方》）加减化裁而成。大黄蛰虫丸重在取虫类搜剔通络、祛瘀消癥之功。

（2）方剂。牡蛎、香附（制）、三棱、莪术、土鳖虫、仙鹤草、党参、白术、白花蛇舌草、牡丹皮、吴茱萸。

（3）方解。宫瘤消胶囊中三棱为血中气药，善破血中之气；莪术为气中血药，善破气中之血，相须为用，散瘀消癥；土鳖虫破血逐瘀，牡蛎软坚消癥散结，有益气、理气活血、清热解毒之作用，可消除肿瘤包块；香附可疏肝解郁、调经止痛，起到活血化瘀之功效；白花蛇舌草清热解毒、消痈散结，仙鹤草收敛止血、解毒，牡丹皮凉血止血，党参、白术健脾化湿固本，吴茱萸可温经散寒止痛；全方其奏活血化瘀、软坚散结、行气止痛之功。正合子宫肌瘤气滞血瘀的病机特点。

方中中药成分通过抑制血小板聚集，降低血液黏稠度，改善患者子宫血液循环，促进病灶吸收，减少子宫肌瘤体积。三棱、莪术能抑制血管生成因子VEGF和TNF－α，具有良好的抗EMs血管生成作用；土鳖虫纤溶活性蛋白可抑制人微血管内皮细胞的增殖，诱导其凋亡，并可干扰人微血管内皮细胞的细胞周期，出现S期和$G_2$/M期阻滞；白花蛇舌草能够增强患者免疫功能，抑制炎症反应，缩小患者体内肿瘤；三棱和莪术等中药成分，可抑制肿瘤发生与发展，并能阻断子宫肌瘤的恶化。

临床中，米非司酮联合宫瘤消胶囊治疗子宫肌瘤较单独使用米非司酮能显著改善临床症状，提高治疗效果，有利于促进患者康复。此外，宫瘤消胶囊能降低VEGF等促血管生成因子水平，从不同靶点抑制新生血管的形成，宫瘤消胶囊中、大剂量能够破坏大鼠异位内膜正常组织结构，抑制异位病灶生长。还应用于治疗子宫内膜异位症气滞血瘀证患者。

（4）功效及主治。活血化瘀，软坚散结。用于子宫肌瘤属气滞血瘀证，症见：月经量多，夹有大小血块，经期延长，或有腹痛及舌暗红，或边有紫点、瘀斑，脉细弦或细涩。

## 九、得了子宫肌瘤平时饮食注意什么

子宫肌瘤的病因尚未明确，目前知道的是认为与雌激素有关，一般到了绝经以后，雌激素下降，子宫肌瘤通常是会萎缩的。富含雌激素的药物在服用的时候需要注意，孕早期也是因为雌激素相对过多，往往会有子宫肌瘤的生长。一般的食物中不会富含雌激素，但是也要注意。

（1）合理均衡饮食。日常更要注重科学合理的饮食，坚持低脂肪饮食，多吃瘦肉、鸡蛋、绿色蔬菜、水果等。维生素可降低子宫肌层对雌激素的敏感性，对女性的神经内分泌系统有调节作用，特别是维生素C，所以女性平时应多注意摄入维生素C，少吃高脂食物，多吃蔬果，多喝水，忌食辛辣食物，忌烟酒等。

（2）红肉类的要少吃。目前证实和子宫肌瘤有相关的食物是红肉（就是在地上跑的动物的肉，如猪肉、牛肉、羊肉，是相对于白肉而言，白肉是指鸡、鸭、鱼肉）和酒精，研究证实过多摄入可能会与子宫肌瘤的生长相关，但是这并不等于说这些红肉和酒精就一点都不能沾，毕竟不是属于过敏类型。以后也许会揭示更多的相关性，但是到目前为止的科学研究，仅仅可以提供这样的证据。

（3）慎用保健产品。有些保健品声称能保养卵巢、排毒养颜等，实则添加了剂量不明的雌激素，能让人“吃出”子宫肌瘤。

（4）豆制品可以吃。病患中流行的一个说法是不能喝豆浆，不能吃豆腐，因为这些食品里面富含植物雌激素，但是植物雌激素不是雌激素，目前尚未有证据提示经常食用豆腐、喝豆浆与子宫肌瘤的生长有相关性。子宫肌瘤患者可以适当食用豆制品。

## 十、子宫肌瘤的问题聚焦

### 1. 子宫肌瘤都会影响“造人”吗

肌瘤驻扎在子宫，而子宫是孩子的宫殿，可能会影响怀孕，但并不是所有的肌瘤都影响，要根据肌瘤生长的位置和大小来评估。

黏膜下肌瘤、肌壁间肌瘤是受孕的“拦路石”，突向宫腔内的肌瘤可影响受精卵着床，导致早期流产，肌间肌瘤过大可使宫腔变形或内膜供血不足引起流产。而突向子宫表面的浆膜下小肌瘤对怀孕影响不大。

另外，怀孕的目的是为了抱回一个健康的宝宝，肌瘤虽然不影响怀孕，但是怀孕不是进了保险箱，子宫肌瘤在怀孕后也要定期监测和关注，比如有些子宫肌瘤可能会发生红色变性而导致流产，也是需要重视的。

### 2. 子宫肌瘤术后还会再长吗

子宫肌瘤剔除术适用于希望保留子宫或还想再怀孕或年轻的患者，突向宫腔的可做宫腔镜，剔除可见的肌瘤，保留子宫，因为肌瘤是雌激素依赖性肿瘤，所以，即便是做了剔除，子宫还在，术后还可能复发，有的需再次手术治疗。

子宫切除术适用于不要求保留生育功能或疑有恶变者，需切除子宫。另外，术前必须行宫颈检查以排除宫颈的疾病，发生于绝经期的子宫肌瘤要注意排除外合子宫内膜的病变，所以，对于有月经改变的在切除子宫前需要诊断性刮宫。

### 3. 怀孕后发现有子宫肌瘤，怎么办

怀孕后发现子宫肌瘤，较小的肌瘤可以定期观察，但怀孕期间易发生性质改变，称为红色变性，如出现腹痛、发热，多采用保守治疗，通常

能缓解。对于保守治疗效果不好的，可能需要引产后再手术剔除肌瘤。肌瘤可造成先兆流产、早产，也可使怀孕或分娩期间胎位出现异常、胎盘低置等情况，位置靠近宫颈口的肌瘤可能妨碍产时胎儿下降，需剖宫产，且剖宫产术中同时剔除肌瘤较非孕期相比更容易发生大出血或引起感染。因此，需要根据肌瘤的大小、部位和患者具体情况而定。

### 4. 预防子宫肌瘤应注意什么

（1）定期体检很重要。虽然有些肌瘤体积已经很大却没有任何症状，往往是通过体检才发现有子宫肌瘤。所以定期体检很重要，建议每年做一次妇科体检，如已发现有子宫肌瘤的话，一般建议半年复查一次观察肌瘤变化情况。对于已经做过子宫肌瘤手术的患者，也不能高枕无忧，而应该定期随访，半年或一年复查一次B超，了解是否肌瘤复发。

（2）月经是“晴雨表”。月经是女性观察自身健康状况最好的指标之一，只有生殖系统和内分泌系统协调配合才能维持月经正常。所以，女性朋友们一定要重视月经，学会观察，随时清楚自己的健康状况，发现问题尽早检查、尽早解决。

（3）保持心情舒畅，减少压力。心理状况与雌激素水平的变化有着显著的相关性，由于中年女性面临着生活与工作的双重压力，因而容易出现不良情绪。当女性长期处于心情焦虑、抑郁等不良情绪时会导致体内内分泌水平显著变化，造成体内雌激素水平波动，从而增加子宫肌瘤的患病风险。所以，保持心情舒畅在很大程度上可以避开子宫肌瘤的反复骚扰。心情开朗则内分泌的分泌平衡，激素分泌也平衡，依赖激素生长的子宫肌瘤、乳腺疾病等的发生概率就会减小。

总之，子宫肌瘤是一种常见的妇科疾病，其严重程度取决于疾病的发展情况。一般根据肌瘤的生长部位和病变对自身影响的不同症状而采取不同的治疗。所以当子宫肌瘤找上门来时，女性朋友们不要慌张，去正规医院找专家进行正确的应对，配合医生积极治疗，可以得到良好的预后。

## 第四节 宫颈癌前病变和宫颈癌

子宫是女人身体中一个神秘而又神圣的器官，爱和生命由此孕育并诞生，女人因此而完美并成为伟大的母亲，月经、性爱、孕育，无一不与子宫息息相关，也让每位女性感受着烦恼、痛苦以及快乐，宫颈正是子宫的大门，而妇科医生就是这扇大门的哨兵和守护神。今天，我们就来说说如何守护大门，如何保卫子宫。宫颈有一个常见疾病，叫宫颈癌。顾名思义，就是发生在宫颈部位的癌变，虽然属于恶性病变，但其早防早治效果非常好，早期筛查可以预防宫颈癌的发生，如果不幸罹患，早早治疗，可以达到临床治愈。

### 一、宫颈癌前病变

宫颈癌前病变，很多人乍一听这个名字就捏了一把汗，是不是就是得癌了？其实不然，它可不是癌症。是发生癌之前的病变，是具有癌变潜质的良性病变，专业术语叫作宫颈上皮内瘤变，简称CIN，当宫颈受到HPV病毒感染的时候，我们身体内的免疫大军就会主动出击歼灭病毒，如果人体内的免疫系统不够强悍，无法完全杀死高危的HPV，这样一来，在“你争我斗”的拉锯战中，就会让高危HPV占了上风。长期的“兴风作浪”会导致一部分人正常的宫颈开始受到干扰逐渐“变坏”。在这个阶段病变程度较轻，注意生活节律，好好锻炼身体，增强免疫力，就能恢复到正常状态，如果继续听之任之，就有可能“大事不妙”，它可能成功晋级“高级圈”，这时候要注意了，这个圈子是很危险的，有可能演变成癌，所以就叫作癌前病变。

#### 1.发生宫颈癌前病变的原因有哪些

宫颈癌前病变的发生是“团伙作案”，他们有组织、有纪律，循序渐进。这其中有两大元凶——HPV感染、性行为及分娩次数。

元首一：HPV病毒感染，这是一个极其庞大的团体，足足有60多位成员，但是与癌前病变及宫颈癌发生有密切关系的“龙头成员”有大约十几位，HPV6~8型是最常见的致病类型。

元首二：性行为及分娩次数，这个很好理解，多个性伴侣、初次性生活较早、早年分娩、多产等对宫颈的刺激损伤过多是宫颈癌的高危因素。

其他：吸烟、免疫力低下可增加HPV感染、致病机会。

### 2.感染HPV病毒就一定会导致宫颈癌前病变或宫颈癌吗

答案当然是否定的，就像我们前面谈到的，人体的免疫大军会与HPV病毒进行搏斗，大多数“正可压邪”。但是天下没有常胜将军，当面对HPV6~8这种凶猛类型病毒的持续攻击时，我们的免疫系统也会精疲力竭而被击溃，从而发生癌变。调查发现，病毒感染8~24个月，可以发生癌前病变，再过8~24个月就可能进展为宫颈癌。此外，还有一个不可忽视的因素：年龄大于30岁的人持续感染HPV，发生癌前病变及宫颈癌的风险明显增加。

### 3.患有宫颈癌前病变有什么感觉

一般没有症状。但是也不能小瞧，这就好比一汪湖水，表面风平浪静只有丝丝水波，但是湖底却暗流涌动。其实身体自身是会发出一些讯号的，比如阴道分泌物增多，偶尔会有异味；再比如性生活或妇科检查后会有出血，这些都应该引起重视，及时就诊；当然没有这些表现，常规的定期筛查也是必需的哦，具体我们看下面的内容。

### 4.通过哪些检查可以早期发现宫颈癌前病变

首先就是初步筛查，也就是当下广泛应用的“宫颈癌双筛”，它包括两个项目：子宫颈细胞学检查和HPV病毒检测，两个都没有问题那当然是最好的结果，只要定期复查就可以。如若其中任何一项甚至是两项都出现了问题，那就要及时处理，把病变消灭在萌芽状态。

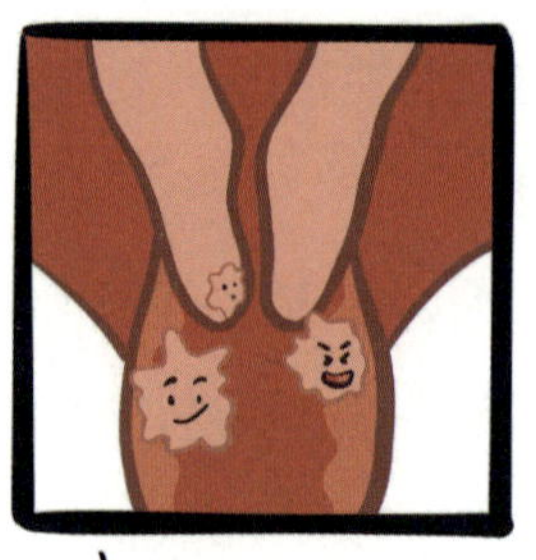

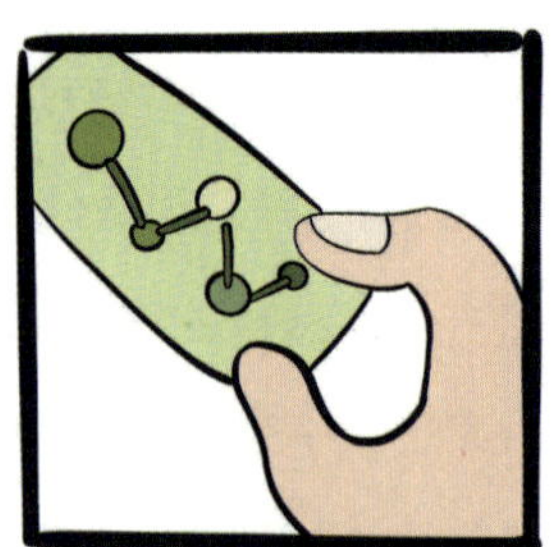


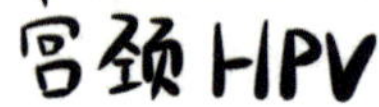


图4-11 宫颈癌双筛

下一个检查就是阴道镜检查，初筛异常的女性要进行第二层次检查，用阴道镜放大相应倍数进一步查看宫颈形态、表面细胞形态，看有无可疑病变。

宫颈活检是更深层次的检查，根据阴道镜检查的结果，取几点宫颈组织进行病理学化验，看有无病变以及是什么病变，以决定后续如何处理。

### 5. 宫颈癌前病变如何治疗

低级别的病变约67%会自然消退，可以观察随访。如果是宫颈癌前病变，则要更进一步专业治疗。此外，妊娠合并宫颈癌前病变情况，因为这个特殊时期母体免疫力和内分泌都会发生巨大变化，所以应该具体问题具体分析来做出决定。

## 二、宫颈癌篇

### 1. 什么是宫颈癌

尽管当今社会日益发展，医疗技术也飞速进步，但是“癌症”两字依然会让人们谈之色变。宫颈癌——顾名思义是发生在宫颈部位的癌变。但值得我们欣慰的是，宫颈癌容易通过筛查而被尽早发现，只要我们做到先下手为强——按时筛查，就能早发现、早治疗，从而取得满意的治疗效果。

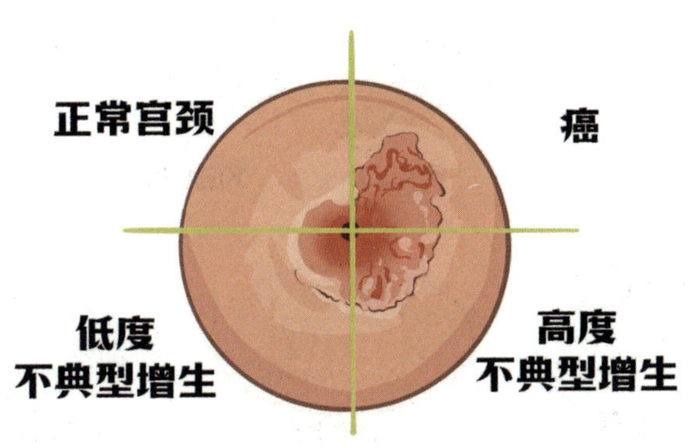


图4-12　宫颈对比

### 2. 哪类人群更容易被宫颈癌光顾

其实，女性都有患宫颈癌的风险，多数发生在50~55岁。但有一点需要格外注意，就是前面我们提到过的两大元凶：HPV病毒感染和不良性行为。后者是前者的主要传播途径，因此多数性活跃女性一生中的某个阶段就会感染HPV。但好在我们有“免疫军队”，不是所有的人都会发生病变，仅有很少数女性会发生宫颈癌。

### 3. 宫颈癌有哪些症状

狡猾如它，早期宫颈癌常常没有明显的症状，随着病变发展才会有一些“小提示”。

（1）阴道出血。常表现为性生活或妇科检查以后的阴道流血，也可以表现为阴道不规则出血，或者经期延长、经量增多。老年女性常表现为绝经以后的阴道流血。

（2）阴道液体排出。多数情况下有白色或者血性、水样或腥臭味的液体自阴道排出。晚期可有脓性恶臭白带。

（3）晚期症状。若转移就可能出现一些转移症状，也就是转移到哪儿，哪儿就会出现相应的症状，也会出现贫血、包块、疼痛、下肢肿胀等症状。

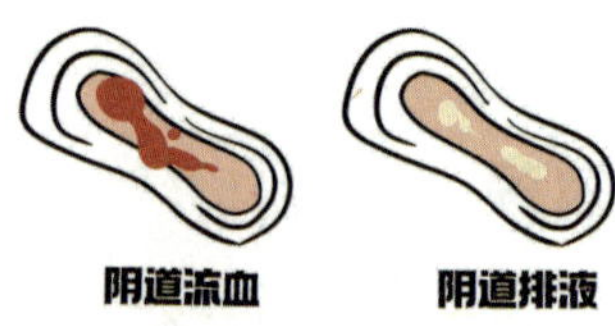


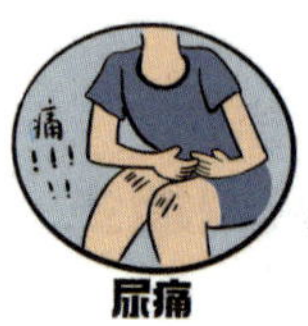


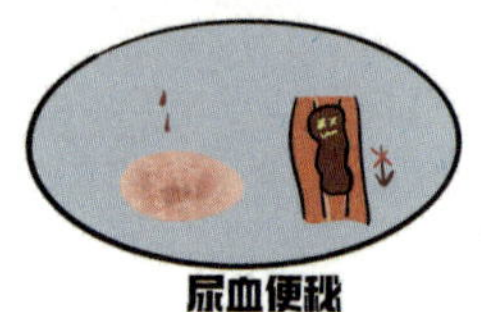


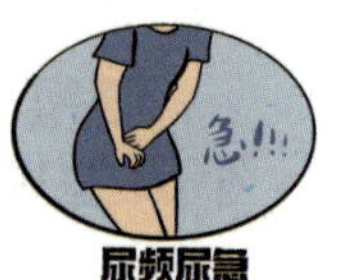


图4-13 宫颈癌症状

### 4. 如何早期发现宫颈癌

宫颈癌的预防主要依靠早期筛查，早期发现HPV感染，治疗宫颈癌前病变可有效预防宫颈癌的发生。筛查方法依然是当下广泛应用的“双筛查”，也是“两癌筛查”的一个重要内容，具体方法参照宫颈癌前病变筛查。

### 5. 宫颈癌遗传吗

宫颈癌具有一定的遗传性，如果母女、姐妹中有一人或几人患病，那其他人就要格外小心，一定要及时筛查，防止宫颈癌发生。

### 6. 宫颈癌的治疗方法有哪些

治疗因人而异，根据不同病情，方案也有不同，无论是筛查发现的宫颈癌还是妊娠期发现宫颈癌，都强调个体化治疗，也就是具体问题具体分析，因人而异，治疗有共性原则，也有方案在各人身上不同的应用，专业的妇科大夫毋庸置疑就是让患者最大获益、最佳方案的量身制定者和决策者。

### 7. 做到以下几点能有效预防宫颈癌的发生

（1）普及防癌知识，倡导健康性生活并正确使用避孕套。

（2）戒烟戒毒，去除宫颈癌的高危因素。

（3）定期进行宫颈癌筛查，早期发现宫颈癌前病变，大事化小，小事化了。

（4）接种HPV疫苗（但并非一劳永逸），HPV疫苗可以保护机体抵御最常导致宫颈癌的HPV病毒类型。但需要注意的是，即使接种HPV疫苗，也需定期进行宫颈癌的筛查。

（5）如果患了癌前病变或宫颈癌，要调整心态，客观面对，不要被吓倒，规范治疗，争取最好的治疗效果。

## 第五节 “不听话的内膜”——子宫内膜异位症

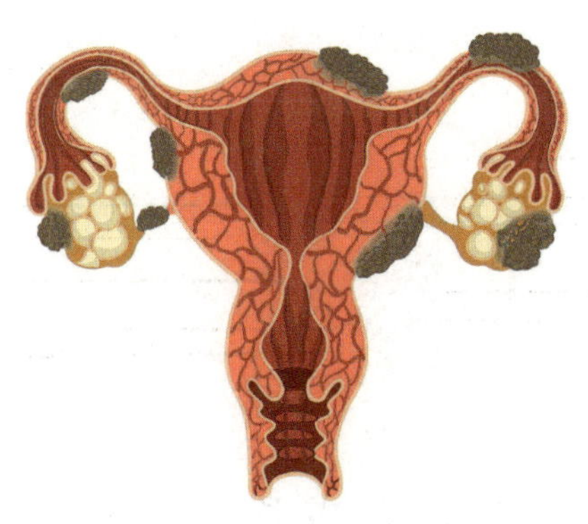

图4-14 子宫内膜异位症

众所周知，成熟女性标志是每个月按时报到的月经，流出体外的月经血里，除了含有血液之外，还含有大量的子宫内膜的碎片组织，以及宫颈的黏液、脱落的阴道上皮细胞等。可是有时候，经期脱落的子宫内膜可能有些不听话，过度“恋家”，不愿意离开子宫，甚至在子宫里安营扎寨，并且每次来月经它都会继续招兵买马，壮大自己的侵占势力。这种“逆天而为”的举动自然不被我们的身体所允许，进而引发一系列的不适症状，这就是“臭名昭著”的子宫内膜异位症。

让我们来看看这到底是怎么一回事。

## 一、什么是子宫内膜异位症

子宫内膜位于女性的子宫宫腔内，本来是很安分的，除了每月脱落形成月经排出体外，应该乖乖待在子宫里才对，可是它们有的偏偏爱折腾，喜欢跑到别的地方待着。异位的内膜就像蒲公英的种子，可以散落在身体各处。散落在卵巢上，造成卵巢子宫内膜异位症；散落在腹膜上，形成腹膜子宫内膜异位症；散落在肠管上，造成肠管子宫内膜异位症；甚至还可以散落到阴道壁、输尿管、腹壁手术切口等更远的部位，有人把这种“异位”形象的比作“非法移民”。临床上统称为子宫内膜异位症。

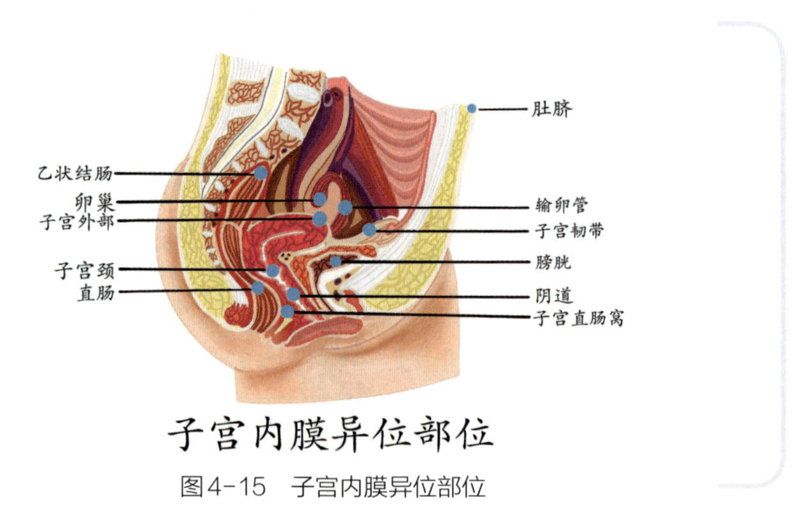


图4-15 子宫内膜异位部位

## 二、看不清、摸不透的子宫内膜异位症病因

为什么子宫内膜不愿意长大离开宫腔，至今未有明确答案。一般认为是经血逆流引起，也有人认为与遗传、免疫调节异常和炎症、环境中的污染物有关。目前为止，医学界对子宫内膜异位症的病因仍然不十分清楚，其“诡异多变”的发病特点、“扑朔迷离”的临床表现，被称之为“谜”一

样的疾病。众多的研究发现，子宫内膜异位症与免疫功能异常有关，是类似炎症一样的病变和激素依赖性疾病等。

子宫内膜异位症经典的发病机制是经血逆流学说，认为子宫内膜随着月经血剥脱，经输卵管逆行进入盆腔，像蒲公英的种子一样自由洒落在盆腔脏器的表面，进而种植、生长、蔓延形成子宫内膜异位病灶。但是，目前来看，仅凭经血逆流一个途径还不能解释所有子宫内膜异位症的发生，因为所有女性都有经血逆流现象，但并不是所有女性都会患上子宫内膜异位症。逆流的经血能否在盆腔里存活和生长，还要看个人的体质和基因等多种因素的共同作用。有些人群子宫内膜随着月经血逆流进入盆腹腔，但对盆腔的内环境“水土不服”，并不能存活下来，自然就不会发生子宫内膜异位症。

## 三、顽固不化的症状

子宫内膜异位症的症状表现因人和病变部位的不同而不同，症状特征与月经周期密切相关。有25%的患者无任何症状表现。子宫内膜异位症的主要症状有下腹痛、痛经、不孕和性交不适。

### 1.没有最痛，只有更痛——下腹痛和痛经

疼痛是子宫内膜异位症的主要症状，典型症状为继发性痛经或进行性痛经加重，也就是说患者本来从青春期开始并没有明显的经期腹痛感，可是不知道从什么时候开始突然出现了经期疼痛难以忍受的情况，甚至一次比一次疼痛严重，疼痛的部位多出现在下腹中央、腰骶及盆腔中部，有时外阴部、肛门和大腿处也会出现疼痛，呈弥散样的痛感，常在月经来潮时出现，并持续至整个经期。少数患者可表现为平时持续性下腹痛在经期加剧。

归根到底是因为生长在异常部位的子宫内膜不能像生长在子宫腔里的内膜一样在月经期排出体外，只能不断聚集在病灶处，但是又有正常内膜

的生命力，所以在月经期引起疼痛，并且随着聚集，疼痛越来越严重。

### 2.容易被忽视的恶果——不孕

子宫内膜异位症患者不孕率可达40%，很多病人都是在不孕症就诊的过程中发现的。由于不安分的子宫内膜改变了盆腔的微环境，影响了精子和卵子结合及运送，免疫功能的异常也导致了抗子宫内膜抗体增加并破坏子宫内膜正常代谢及生理功能，如果不安分的内膜组织生长在了卵巢上，影响了卵巢功能的正常运行，从而导致排卵障碍和黄体形成不良等。严重的患者可因卵巢、输卵管周围粘连而影响受精卵运输。这些都是因子宫内膜异位症得以存在而导致不孕症的发生，所以，未孕的女性朋友们对于严重痛经的情况需要重视起来。

### 3.有苦难言——性交不适

很多女性可能有过性生活不适的经历，但很少人会将其与子宫内膜异位症联想在一起，其实临床上，很多直肠子宫陷凹有异位病灶或因局部粘连使子宫后倾固定的女性，由于子宫的活动空间被限制了，或者子宫周围有异位病灶存在，导致性交时碰撞或子宫收缩上提而引起疼痛，并且疼痛感较深，临床上称为深部性交痛，时间上月经来潮前性交痛是最明显的。

### 4.持续缓慢的影响——月经异常

部分子宫内膜异位症患者会出现月经量多、经期延长、月经淋沥不尽或经前期点滴出血的情况。具体表现为经期每日出血量明显增多、月经来潮的持续时间延长、月经持续少量出血不能按时停止或者月经来潮前很多天都有少量出血的表现，这些都是月经发生了改变，临床上统称为月经不调，可能与卵巢实质病变、无排卵、黄体功能不足或合并有子宫腺肌病有关。

## 四、子宫内膜异位症特殊症状

当子宫内膜异位出现在盆腔外部位时，均可在局部出现周期性疼痛、出血和肿块，并出现相应症状。

（1）子宫内膜异位出现在肠道时。患者可出现腹痛、腹泻、便秘或周期性少量便血，严重者可因肿块压迫肠腔而出现肠梗阻症状。

（2）子宫内膜异位出现在膀胱时。患者常在经期出现尿痛和尿频，但多被痛经症状掩盖。

（3）子宫内膜异位病灶侵犯或压迫输尿管时。会引起输尿管狭窄、阻塞，出现腰痛和血尿，甚至形成肾盂积水和继发性肾萎缩。

（4）子宫内膜异位出现在手术瘢痕部位时。常在剖宫产或会阴侧切术后数月至数年出现周期性瘢痕处疼痛，在瘢痕深部出现疼痛包块，随时间延长，包块逐渐增大，疼痛加剧。

除上述症状外，卵巢子宫内膜异位囊肿破裂时，囊内容物流入盆腹腔引起突发性剧烈腹痛，伴恶心、呕吐和肛门坠涨。疼痛多发生于经期前后、性交后或其他腹压增加的情况，症状类似输卵管妊娠破裂，但无腹腔内出血。

## 五、子宫内膜异位症的救治之法

医学上对于子宫内膜异位症的治疗复杂且个体化，难以根治。要根据患者年龄、症状、病变部位和范围以及对生育的要求等加以选择，也就是根据患者的具体情况由医生制定个体化的治疗方案，因为不同患者症状表现和治疗目的不尽相同。临床上整体的治疗原则是缩减和去除病灶、减轻和控制疼痛、治疗和促进生育、预防和减少复发。

虽然子宫内膜异位症的治疗难度较大，但日常保健护理也可以起到重要的作用，可以参考以下方法日常进行。

（1）心理护理。女性患子宫内膜异位症后，心理负担严重，担心影响生育和健康，感情不安，病情恶化，不利于治疗。因此，家人和医护人员要多加开导和安慰，使其树立信心，缓解紧张的情绪，从而能够积极地接受治疗。

（2）注意保温。平时，尤其是在月经期间，一定要避免感冒，否则会加重病情，出门的时候可以多穿些衣服。

（3）保持充足的休息时间。要注意劳动和休息的结合，保证充分的休息时间，不要做高强度的活动和工作，特别是生理日，不要太累，这些会不利于治疗。但是，平时也可以适当地进行运动和锻炼，增强体质。

（4）饮食调整。日常注意调节饮食，尽量以清淡易消化的食物为主，多吃鸡肉、鱼肉、牛奶等营养丰富的食物，这些食物含有丰富的蛋白质。同时多吃蔬菜和水果，不要吃辛辣刺激的食物。

（5）加强清洁工作。平时要注意阴部的清洁，最好每天洗。而且，月经期间最好用淋浴洗澡，否则病情容易恶化。此外，还应注意清洁日常用品，如内裤、毛巾等，经常更换和清洗，必要时消毒，以防止细菌繁殖。

（6）适当热敷。月经期间和平时发生疼痛和不舒服的情况下，可以适当用热敷疼痛部位，缓和症状。

（7）定时检查。子宫内膜异位症患者最好定期到医院复查，以便及时了解病情变化，制定更好的治疗方案。

子宫内膜异位症虽然是良性疾病，但一旦患上，容易导致身心痛苦，影响生活和工作，因此，大家日常生活中要注意预防和检查，一旦有相关的任何不适出现，要及时前往正规医院就诊，尽早消除病患。

## 第六节 “恋家的妈宝”——子宫腺肌病

### 一、子宫内膜异位症的好伴侣——子宫腺肌病

子宫内膜异位症和子宫腺肌病都属于子宫内膜异位性疾病。如果子宫内膜异位性疾病是个保守型家庭，按男主外女主内原则，那子宫内膜异

位症是爸爸，子宫腺肌症是妈妈。当子宫内膜组织出现在子宫体以外的部位时，称为子宫内膜异位症，简称内异症；当子官内膜组织出现在子宫肌层内，称为子宫腺肌病。子宫内膜异位症和子宫腺肌病，大同小异，它们的发病原因、表现、诊断及治疗，几乎相通；不同的是病灶部位，"爸爸"——内异症是指病灶在子宫以外的地方，如卵巢、韧带、腹膜或其他，表现是卵巢变大，韧带缩短，腹膜粘连，痛经加重；"妈妈"——子宫腺肌病是指病灶在子宫肌层，表现是子宫变大，月经变多，痛经加重。

## 二、子宫腺肌病病因

虽然子宫腺肌病的许多症状与子宫内膜异位症相类似，但其病因和病理表现并不完全相同。目前可以认识到的是：子宫腺肌病的病因和发病机制主要与子宫基底内膜腺体浸润、子宫基底内膜向子宫肌层方向生长和内陷、多次妊娠及分娩以及人工流产和慢性子宫内膜炎等造成子宫内膜基底层损伤密切相关。

## 三、子宫腺肌病的症状表现

腺肌症表现跟内异症很相似，痛经、月经紊乱都会有，但它更多的是月经量大，甚至有血块，严重可能会导致贫血，也有的是拖拖拉拉时间特别长。腺肌症也会引起不孕，因为子宫越来越大，大到一定程度后产生很多炎性因子影响胚胎着床和生长发育的环境，最终也会造成不孕，我们十几年前的教科书把这两个病放在一个章节，现在大家对其认识越发丰富，就把他们分开了，虽然夫妻"离婚"，但是生活习惯、行事作风还是一样的。

## 四、子宫腺肌病的救治之法

### 1. 保持乐观心态

注意调节不良情绪，保持乐观的心态，有利于免疫功能的恢复，使疾病快速恢复。如果有巧克力囊肿或子宫内膜异位症，更要注意心态的平和，否则会造成囊腔内张力上升，形成破裂，引起急腹症。

### 2.经期内注意保养

患者在月经期间避免剧烈活动或从事体力活动，以免导致痛经的症状加重。月经期间避免发生性行为，否则会导致上行感染，加重病情。为了减轻不适的症状，可以选择有氧运动，例如慢跑和瑜伽，经期内也要保证情绪的稳定。

### 3.避免腹部着凉

子宫腺肌症会引起月经不调和痛经的症状，平时就要注意自身保暖，避免腹部着凉，因为子宫畏寒，长期寒凉会导致经血瘀滞，使经血排出不畅，也会导致痛经症状的加重。

### 4.日常饮食注意

经期内应避免辛辣或寒凉等刺激性食物的摄入，还有桂圆肉、蜂王浆等属于热性且含有激素的保健食物也尽量不吃，否则会加重病情，也不要饮用咖啡，以免导致雌激素上升造成月经紊乱。

子宫腺肌病患者需要注意自己的生活习惯，改掉那些不健康的生活方式，注意劳逸结合，适当参加运动，保持每天锻炼的好习惯。根据不同的体质选择合适的锻炼方法，不仅可以缓解压力，改变不良情绪，还可以达到减肥、促进血液循环、提高身体抗病能力的目的，从而预防疾病。

## 第七节 “闷声干大事”的子宫内膜癌

子宫是我们人体一个很脆弱的器官，因此很多疾病总是悄然而至，对女性朋友的子宫产生或大或小的影响，而其中一个较为常见的疾病叫作子宫内膜癌，这不同于子宫肌瘤，因为它是一种恶性肿瘤，而且，它喜欢

“闷声干大事”，是一种极容易被忽视的恶性肿瘤。

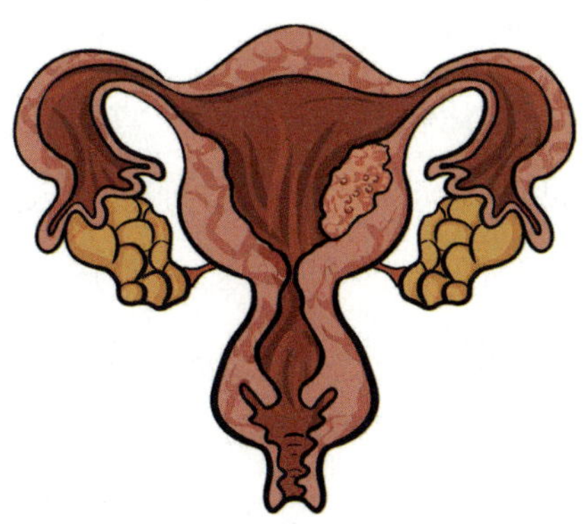

图4-16 子宫内膜癌

## 一、子宫内膜癌，离我们有多远

子宫内膜癌在中国女性生殖系统恶性肿瘤居第二位，2019年国家癌症中心统计，中国子宫内膜癌发病率为10.28/10万，死亡率为1.9/10万。部分子宫内膜癌诊断时肿瘤局限于子宫体，属临床早期，预后较好，部分患者因忽略早期不规则阴道流血和阴道排液等症状，而失去早诊断和早治疗的机会。近年来，随着我国经济的迅速发展，人民生活方式及饮食结构改变，肥胖、高血压、糖尿病等疾病逐渐增多，加之不规范的激素应用，这些主要因素使子宫内膜癌的发病率明显上升。

子宫内膜癌在经济发达地区的发病率更高，因此常被认为是“富贵”病。与宫颈癌高发于40~55岁之间不同，子宫内膜癌高发于50~70岁之间的女性。许多子宫内膜病变的患者有长期“月经不调”病史，或月经周期长的老毛病。具有子宫内膜病变高危因素的人如能早期发现、早诊断，则可将子宫内膜癌的治疗得到良好预后。

可是谈到妇科肿瘤，多数女性首先联想到的是宫颈癌或乳腺癌，因为它们是女性发病率最高的恶性肿瘤。但随着统计发现，子宫内膜癌发病率正在“超速”发展，赶超宫颈癌。

## 二、重视子宫内膜癌的早期信号

女性的子宫包括子宫体和宫颈等部分。宫体是一个中空的器官，内部覆盖着子宫内膜。从青春期开始，子宫内膜的厚度和结构出现周期性变化，从而有了女性每个月的月经来潮，这是因为子宫内膜受卵巢等器官分泌的激素影响。子宫内膜是月经的原产地，每次月经来潮其实就是子宫内膜的规律脱落，就像是韭菜长熟了需要割掉一样。一旦子宫内膜发生病变，最先表现出来的症状往往就是“大姨妈”的改变，比如时间长、量多、淋沥不净等。

在人体自身因素及外界因素的作用下，子宫内膜会受到损伤。受损的子宫内膜细胞变得与正常细胞不一样，增生速度加快，且对人体的正常细胞组织有伤害作用，这就是肿瘤的形成。子宫内膜癌的病人绝大多数都有明显的临床症状，如阴道不规则出血、绝经后阴道流血等，而且内膜癌大多向其他组织转移较慢，所以75%的子宫内膜癌病人的病变都属于早期病变。

### 1. 月经不正常

最常见的是阴道不规则流血，即时多时少、淋沥不净，开始出血量不多，随着病情的发展，出血量会增加，但大量出血者较少见。没有绝经的病人可出现月经量增多，月经期延长，量时多时少，断断续续；已经绝经的人，出现阴道流血，医学上称之为绝经后不规则阴道流血，此类患者首先应警惕子宫内膜癌的可能。

### 2. 白带不正常

少数人会出现白带增多现象，早期可像淡血水样；晚期合并感染则可能出现脓血样排液，并有恶臭味。

### 3. 晚到的疼痛

一般子宫内膜癌不会引起疼痛的感觉，但晚期患者，由于病情侵犯了附近器官和神经，或者由于肿瘤大，产生了压迫症状，可能引起下腹、腰、腿、脚等部位疼痛。

#### 4.恶液质

晚期可出现消瘦、发烧，还可能出现全身无力、脸色苍白、贫血等现象，我们称之为恶液质。

### 三、哪些人容易得子宫内膜癌

整体来说，年龄大于45岁、糖尿病、肥胖、高血压、无孕激素拮抗的性激素使用史、初潮年龄早、内源性激素增加、功能性卵巢肿瘤、无排卵型功血、不孕不育、肿瘤家族史、三苯氧胺治疗史、乳腺和卵巢癌病史人群都是子宫内膜癌的高危人群。

#### 1.肥胖人群

肥胖人群体内雌激素水平升高，雌孕激素比例失衡，易导致子宫内膜癌发生。可见“一胖毁所有”，不仅仅毁掉了你的美貌，更会摧毁你的健康。

#### 2.不孕人群

女性孕期体内会产生大量孕激素，对子宫内膜会起到一定保护作用。选择不怀孕的女性对比有过生育史的女性，发生子宫内膜癌的概率会升高。因此不计划怀孕的女性，需要每半年做一次体检。

#### 3.晚绝经人群

晚绝经就可以青春常驻吗？当然不是。如果过了绝经年龄（中国女性平均49.5岁），“大姨妈”还总是来“看你”，就要警惕子宫内膜癌发生了。这个时期卵巢功能逐渐退化，多为无排卵性月经，孕激素分泌缺乏，无法对抗雌激素，就更容易发生子宫内膜癌。同时，随着生活水平的提高，人们也越来越重视养生保健，但很多保健品中都添加了少量雌激素或含有雌激素活性的成分，虽然能让容颜久驻，但无形中增加了患子宫内膜癌的风险。

### 4.乳腺癌、子宫内膜癌家族史人群

这可能跟遗传有关，此类人群多数体内雌激素过多、缺乏孕激素对抗。

## 四、能否早期发现子宫内膜癌

正常子宫内膜发展到子宫内膜异常增生，再到子宫内膜癌，是一个漫长的过程，需要几年甚至几十年的时间。正因为子宫内膜癌的发生是一个长期的过程，所以根据某些情况早期就进行检查，可以及时检测到子宫内膜的异常情况，遏制或早期发现肿瘤的发生。

对于可能患子宫内膜癌的高危人群，应该提高警惕，及时就诊，根据医生的意见及时进行相应检查。

（1）要定期进行妇科疾病普查。1年1次，尤其是肥胖、高血压、糖尿病患者，或者家里有亲属得过癌症的人。

（2）55岁还未绝经者。应该到医院检查，查找原因，必要时在医生的指导下进行相应检查。

（3）40岁以上女性。出现月经紊乱、阴道不规则流血时要及时去医院看病，进行必要的检查，如阴超、诊断性刮宫等，排除子宫内膜癌。当然40岁以下的女性如果出现月经紊乱，不规则出血等情况，也需要及时就医。

（4）停经1年以上的女性。如果出现阴道出血，不管量多还是量少，都需要到医院就诊检查。

（5）围绝经期的女性。绝经前后1年称围绝经期，围绝经期的女性有潮热、出汗、烦躁的症状，如果已经在医生的指导下服用激素类药物，需要同时定期做相关检查，半年或1年1次。

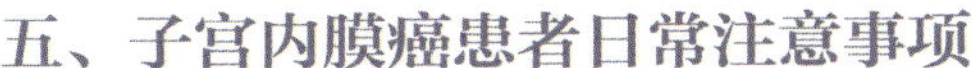

## 五、子宫内膜癌患者日常注意事项

### 1. 树立战胜疾病的信心，保持心情舒畅

患者确诊癌症后心理负担重，因对疾病不了解更增加恐惧感，往往茶饭不思、彻夜难眠。其实子宫内膜癌的病程发展相对缓慢，是女性恶性肿瘤预后较好的一种，患者如能减轻顾虑，树立信心，积极配合治疗，保持良好的心理状态，可取得较好的治疗效果，同时，这些也是疾病康复的重要条件。

### 2. 日常活动及性生活

术后因恶性肿瘤易复发，需定期随访，进一步复查，确定是否可以恢复性生活的时间及体力活动的程度，注意有无复发病灶，并根据病人的康复情况调整随访间期。如果手术治疗后患者出现阴道分泌物减少，性交痛等症状，可局部应用水溶性润滑剂，增加性生活的舒适度。

### 3. 注意饮食结构，保持大便通畅

子宫内膜癌患者术后为预防阴道残端出血、肠粘连，应保持大便通畅，食高钙、高蛋白、高维生素、易消化、富含纤维素的食品，如牛奶、海产品、豆腐、水果、蔬菜等。

不是所有疾病都有明确的症状，即使月经规律也有发生病变的风险。所以，建议每位女性朋友每年做一次妇科B超，定期检查，发现异常及时治疗，能让我们的身体维持更好的状态。

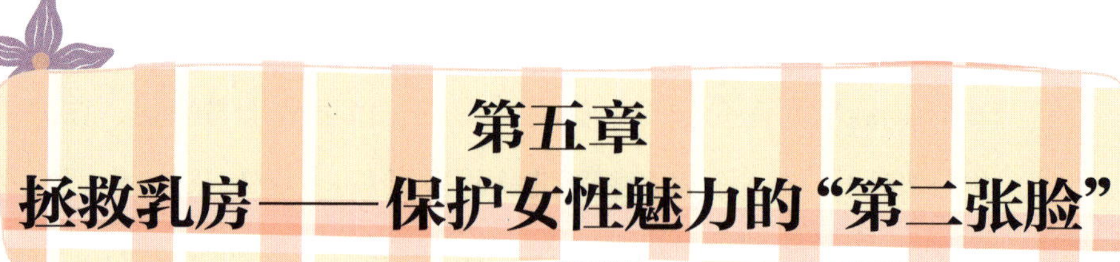

# 第五章 拯救乳房——保护女性魅力的“第二张脸”

男人和女人形体上最大的区别就是胸部，胸是特指两个半球型乳房，是女人的第一性别标签，是女人神圣的地方。女性乳房重要的不是大小，而是是否坚挺而有弹性，是否丰满而且健康。只有用心去保护，才能增添女性的魅力。

每个人都有吸母乳的经历，那个一边吃奶，一边用另一只小手摸着母亲乳房的场景，几乎给每一个人留下永不磨灭的印记。当然，如果乳房不小心患上疾病，就是医生说的乳腺疾病，不仅影响女性魅力，而且影响女性身心健康。

乳腺疾病是源于乳腺腺体、脂肪、淋巴、血管、乳头等乳腺相关组织的疾病。乳腺疾病包括乳腺炎症性疾病、乳腺良性病变、乳腺恶性肿瘤、先天发育异常及男性乳腺发育等。

## 第一节 乳腺炎

乳腺炎是乳腺疾病中最常见的一种，最容易发生在初产妇，也就是新妈妈易患乳腺炎。新婚之后，女性经过十月怀胎，就成了名副其实的新手妈妈，她对新生命到来的喜悦还未散尽，就要承担起养育孩子的责任，哺乳是妈妈给孩子的最好口粮。不仅如此，母乳促进亲子感情，也可以促进

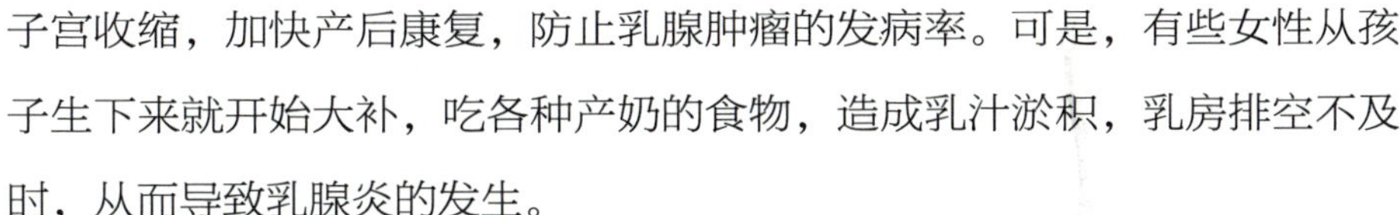

子宫收缩，加快产后康复，防止乳腺肿瘤的发病率。可是，有些女性从孩子生下来就开始大补，吃各种产奶的食物，造成乳汁淤积，乳房排空不及时，从而导致乳腺炎的发生。

## 一、什么是乳腺炎

乳腺炎，顾名思义，就是发生在乳腺内的炎症。乳腺炎是由各种急慢性感染所致，有乳头乳晕炎、急性乳腺炎、慢性乳腺炎、浆细胞性乳腺炎与脂肪坏死等。

根据患病发展的速度，可分为急性乳腺炎和慢性乳腺炎。根据患病发生的时期，可分为哺乳期乳腺炎和非哺乳期乳腺炎。常用哺乳期乳腺炎和非哺乳期乳腺炎来分别表述这两种完全不同的乳腺炎性病变。

### 1. 急性乳腺炎

乳腺的急性化脓性感染，是乳腺管内和周围结缔组织炎症。一般指哺乳期乳腺炎，多发生于产后处于哺乳期的女性，尤其初产妇多见，多见于产后3~4周，故又称产褥期乳腺炎。

### 2. 慢性乳腺炎

并不是急性乳腺炎时间长了就叫慢性乳腺炎。慢性乳腺炎主要发生在非哺乳期的女性，也是非哺乳期乳腺炎。是一组发生在女性非哺乳期、良性、非特异性炎症性疾病，包括乳腺导管扩张症、导管周围乳腺炎、浆细胞性乳腺炎、肉芽肿性小叶性乳腺炎等。近年来发病呈上升趋势，虽然是良性病变，但抗生素治疗效果不佳，多次手术后仍易复发，脓肿反复破溃形成窦道、瘘管或溃疡，严重影响女性身心健康和生活质量。

慢性乳腺炎是实质性的炎性改变，发病比较缓慢，而且病程比较长，治疗起来也不容易痊愈。而且存在持续性的发展，有少部分的临床症状与恶性肿瘤相似。

还要特别提醒：绝经期前后的女性，内分泌失调引起的导管扩张，周围伴有间质炎性浸润，形成脂肪坏死性包块，临床上可以摸到肿块。这种肿块牵拉乳头形成“漏斗征”，易被误诊为乳腺癌。

### 3. 特殊的乳腺炎症

一是浆细胞性乳腺炎，简称“浆乳”；二是肉芽肿性小叶性乳腺炎，简称“肉芽肿”。

浆细胞性乳腺炎俗称导管炎。是由于一侧乳腺导管扩张引起的乳汁样分泌物及导管外异物刺激引起的炎性反应导致的白细胞、淋巴细胞、浆细胞增多，因其炎症周围组织里有大量浆细胞浸润而得名。浆乳不是细菌感染所致，容易反复发作，破溃后形成瘘管，可以继发细菌感染，长久不愈。所以说是一种特殊的乳腺炎症。除此之外，它有很多不同的名称，最常见的是“乳腺导管扩张综合征”“闭塞性乳腺炎”等。

当出现以下几个乳腺方面的问题时，应高度警惕另一种比较复杂的乳腺炎症：肉芽肿性乳腺炎。①乳房出现肿块，尤其是伴红肿、脓肿伴溃疡表现的非哺乳期女性。②同时具备白细胞升高、血沉快或C反应蛋白（CRP）升高。③活检提示肉芽肿性乳腺炎的特征性改变，且能排除乳腺结核和炎性乳腺癌以及乳腺导管周围炎。

中医把慢性特殊类型乳腺炎称之为“粉刺性乳痈”，因为有时炎症会急性发作而成为脓肿，脓液里常夹有豆腐渣样的东西或粉渣样的物质，故又将其称为“粉刺性乳腺炎”。

## 二、乳腺炎是由什么引起的

### 1. 哺乳期乳腺炎

目前认为其发生与乳汁淤积和细菌入侵两方面有关。

造成乳汁淤积的主要原因是：哺乳期乳腺腺泡不断分泌乳汁，乳汁产生过多或者婴儿吸乳少；乳头、乳管先天性发育不良，导致乳头内陷、乳管不通畅；乳房内其他病变压迫乳管，导致乳管不通畅。以上三种原因均可导致乳汁不能顺畅排出，造成乳汁淤积。而淤积于腺体内的乳汁，容易引起细菌滋生。

其次是细菌入侵，主要见于婴儿口腔感染，吸乳时细菌可经乳孔进入乳管，上行至腺叶、腺泡引起感染；乳头有损伤时，外部的细菌也可经伤口进入而引起感染。

另外，情绪因素如过度紧张、压抑、抑郁、焦虑、兴奋等也会加重乳腺炎的病情。

### 2. 非哺乳期乳腺炎

乳腺炎并不是哺乳期妈妈的专利，非哺乳期也会得乳腺炎。目前病因仍不明确，可能与以下情况有关。

（1）乳头内陷或畸形、产后未哺乳或因特殊原因中止哺乳，造成乳腺导管堵塞、排泄障碍，使导管内的乳汁、分泌物及角化上皮逆向外逸于小叶间质内，引起局部的炎症反应及超敏反应，导致肉芽组织的形成。

（2）乳房局部感染、外伤及化学物质引起炎症，因炎性损伤导致导管上皮破坏，管腔内容物进入小叶间质，病变中可见微脓肿。上皮样巨噬细胞及异物肉芽肿形成，引起肉芽肿性炎症。

（3）自身免疫因素、口服避孕药等。由乳汁所引起的局部免疫现象及局部超敏反应。非细菌感染与口服避孕药的应用有关，也可能引起炎症毁坏导管上皮，腔内容物进入小叶间质，引起肉芽肿反应，进一步破坏小叶结构。

（4）其他因素，如内分泌失调、长期口服抗精神疾病药物、导管厌氧菌感染、有明显的吸烟史（包括二手烟）等。

## 三、乳腺炎有哪些症状

### 1. 哺乳期乳腺炎

早期患者自觉患侧乳房胀痛，有时可触及乳房肿块，质地较硬，随着炎症进展，出现局部皮肤红肿、体温升高。严重者可有高热、寒战，血常规中白细胞计数明显增高。若未经治疗或治疗效果不佳，局部可形成脓肿，位置表浅者可触及波动感，脓肿可逐步向外破溃或积聚于乳房内，严重者可导致腺体组织坏死，甚至脓毒血症。

### 2.非哺乳期乳腺炎

包括小儿期、青春期、绝经期和老年期。各个时期均可发生乳腺炎症。小儿期及青春期的乳腺炎常常是体内激素的失衡。出现乳房肿胀、隐痛或出现结节，是一种非细菌性炎症，有自限与自愈过程的表现。

这里所指的非哺乳期乳腺炎则是指成人非哺乳期的乳腺炎过程。发病高峰年龄在20~40岁之间。凡青、中年人在非哺乳期出现乳房急性脓肿、炎性肿块及慢性反复发作的瘘管，经久不愈时即可诊断。根据临床表现，非哺乳期乳腺炎临床可分为三种类型。

（1）急性脓肿型。乳房突然出现红、肿、热、痛，随后脓肿形成。检查常可扪及波动感，部分乳房脓肿可自行穿破、流脓。全身炎症反应较轻，中度发热或不发热。少数病例白细胞增多不明显。

（2）乳房肿块型。逐渐出现乳房肿块，微痛或无痛，皮肤无红肿，肿块边界尚清楚，无发热史。此型常易误诊为乳腺癌。

（3）慢性瘘管型。有乳房反复炎症及疼痛史，部分病例有手术引流史。瘘管可与乳头附近的输入管相通，经久不愈，严重者多发瘘管及乳房变形，且常有反复流脓及乳房内或在瘘管周围出现炎性肿块。

特别提醒，乳腺癌易与非哺乳期乳腺炎中的肿块型混淆。但乳腺癌患者多为中、老年人，肿块坚实，边界不清，常有皮肤粘连及乳头内陷，腋窝淋巴结转移，肿块局部皮肤无红肿及疼痛，不发生脓肿，常可鉴别。病理切片检查可以确诊。

## 四、乳腺炎需要化验和医学仪器检查吗

急性乳腺炎和其他外科疾病炎症一样，都具有红、肿、热、痛四大特

点，临床上不难诊断。但是，血常规检查是不能省略的，而且是必须要进行化验检查的。

（1）血常规检查。初期白细胞计数一般正常，成脓期白细胞总数及中性粒细胞数增加。若并发脓毒败血症时，白细胞总数常在 $16 \times 10^9$/L 以上，中性粒细胞常达0.85以上。

（2）局部诊断性穿刺。对于急性乳腺炎是否已形成脓肿，尤其是深部脓肿，可行穿刺抽脓术，有助于确诊并判断脓肿的位置。

（3）B型超声检查。炎症区乳房组织增厚，内部回声较正常低，分布欠均匀，当有脓肿形成时，可见数目不一、大小形态不等的无回声区，边缘欠清晰。如脓液较稠厚时，则可见分布不均低回声区，较大脓肿的深部回声比浅部稍高而密，两者之间可见液平面，内部有不均匀的光点或光团。

（4）脓液细菌培养及药敏试验。有助于确定致病菌种类，可针对性地选择抗生素。对于乳房肿块型，如果肿块局部皮肤无红肿及疼痛，细针乳房穿刺，病理切片检查可以确诊。

## 五、怎样治疗乳腺炎

### 1. 哺乳期乳腺炎如何治疗

脓肿形成之前应以保守治疗为主，用抗菌药物控制炎症，需要注意的是，抗菌药物可分泌至乳汁中而被婴儿摄入，因此应选择对婴儿较为安全的抗生素，通常使用青霉素、头孢菌素、阿奇霉素等，青霉素为首选。局部热敷、使用吸奶器促进淤积的乳汁排出。若有脓肿形成，单纯使用抗生素效果不佳，应及时手术切开引流。

急性乳腺炎还可以采用中医药治疗，中医强调早期以通为用，以消为贵。早期患者多有恶寒发热、乳汁不通、肿胀疼痛等表现，究其病因属肝胃郁热，故以疏肝清胃、通乳消肿为治则，方选瓜蒌牛蒡汤。还可制成乳房膏药贴，敷于因急性乳腺炎所导致的红肿或硬块部位，以达到消炎镇痛、活血化瘀、疏通乳络之效果。

中后期的乳腺炎以托毒外出为主。患者常发热不退，局部肿痛有波动感，应尽早切开排脓，以免发生传囊乳痈。加以中药清热解毒、托里透脓。

### 2. 非哺乳期乳腺炎怎么治疗

非哺乳期乳腺炎主要有保守治疗和手术治疗两种办法，临床中根据具体表现选择合适的治疗方案。

（1）急性脓肿型。应在抗生素治疗的同时行脓肿引流术。临床上常选择抗菌谱广的青霉素、头孢类抗生素以及甲硝唑、替硝唑等；如穿刺抽出脓液，也可根据细菌培养结果选择敏感的抗生素；脓肿形成者，可行脓肿切开引流术。

（2）炎性肿块型。只要炎症局部良好，即使有中央脓肿形成，还应力争切除炎块及周围的扩张导管。

（3）慢性瘘管型。可做瘘管切开，扩大引流，或彻底切除瘘管及周围炎症组织和扩张的导管。切口可Ⅰ期缝合或延期缝合，尽量保留乳房。当久治不愈的瘘管或多发瘘管伴乳房严重变形者，可以考虑做皮下乳房切除术或全乳切除术。部分年轻患者可同期或择期做乳房再造术。

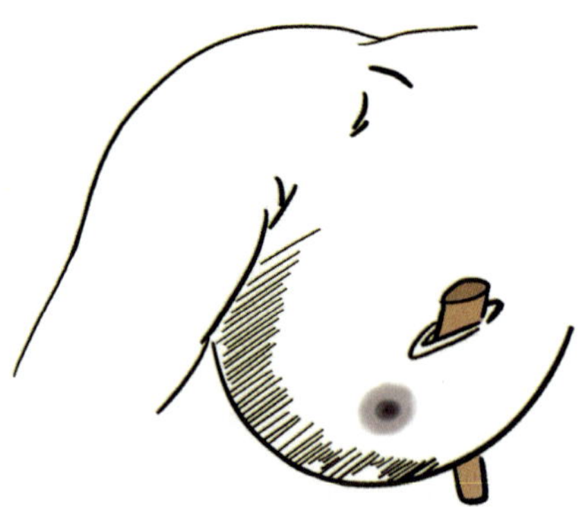

图5-1　乳房瘘管

肉芽肿性小叶性乳腺炎可以采用内科治疗而取得较好效果，通常使用激素或激素联合抗生素，可以使病变得到治愈或缩小，但这种方法一般适用于较早期病变。有高泌素血症则加用溴隐停。若病变较大，很难使其完全消退而容易反复发作。如今经过药物治疗，也可达到既治愈疾病又保护乳房外形的效果。

## 六、乳期乳腺炎如何预防

### 1. 一定要坚持纯母乳喂养

女性的身体先天就不同于男性，女人与生俱来的伟大能力包括怀孕和哺乳。女性熬过了十月怀胎，新的生命降临，就承担起养育孩子的责任。

母乳对孩子来说是最安全、最自然、最完整的天然粮食，并且给孩子哺乳不单对孩子有好处，对于哺乳妈妈来说也有好处。母乳喂养不仅安全、省钱、方便、营养全面，而且能促进亲子感情。从医学角度来说，还可以促进子宫的收缩，加快产后子宫的恢复，更能预防乳腺炎，减少乳腺癌发生的概率。

### 2. 一定要婴儿做到早吸吮

宝宝出生后，就把宝宝抱过来和母亲接触，并让宝宝尽早吸吮母亲的乳房。这样，除了促进感情，还可以向大脑皮层传达需要给宝宝喂奶和我要产奶的信号。让宝宝顺利喝上了第一口黄金奶——初乳，既增强了孩子的健康，又让妈妈产后的乳汁尽快排出，从而预防了乳腺炎的发生。

### 3. 一定要矫正妈妈的乳头

还有的妈妈，因为乳头内陷、粗大、短小等原因，导致宝宝喝奶困难。矫正妈妈的乳头，是为了更好地让婴儿吸吮母乳。妈妈如果发现自己的乳头扁平、短小或内陷，可以在孕中期的时候就进行干预，比如在洗澡的时候对乳头进行简单反复的牵拉，不过要注意一下力度。如果觉得麻烦，可以买一个乳头矫正器，每次喂奶的时候，戴在乳头上再让宝宝进行吸吮。

### 4. 一定要解决乳头的破损

乳头皲裂，一般都是因宝宝咬伤而造成的。有些妈妈会选择在每次喂奶前后挤点奶涂在皲裂的地方，当然，也可以买天然无刺激的羊脂膏涂抹。这里介绍一个偏方，就是把鸡蛋煮熟留蛋黄，把蛋黄炒出油后放凉再涂抹皲裂处，并且此方对宝宝红屁屁同样有效果，母乳妈妈可以试一试。

### 5. 乳腺炎低烧这样做

假如出现乳腺炎，如果是低烧，可以采取交替冷热敷法。

（1）冷敷。可以用毛巾包住冰块，放在乳房上，也可以用黄瓜切片贴敷的方式，让乳房降温。

（2）热敷。用温度适宜的热毛巾敷在乳房上，也可以洗个热水澡搭配按摩。当然，最好是让宝宝多吸，把淤积的乳汁给吸通。

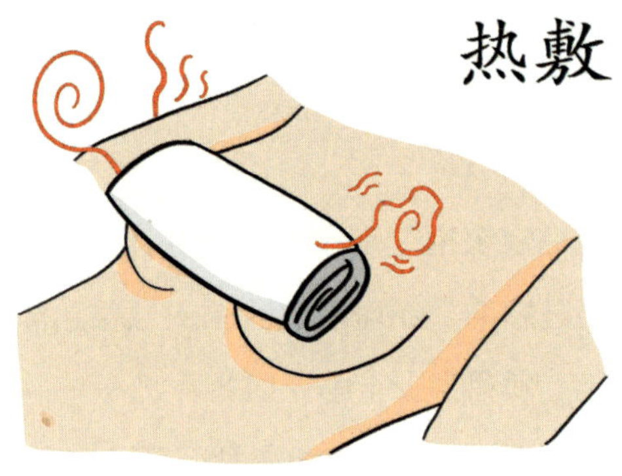


图5-2 乳房热敷

如果乳腺炎伴有高烧，就直接看医生。

### 6. 针对病因定准预防

（1）避免乳汁淤积。按时哺乳，哺乳后将残余的乳汁吸出；先天性乳头内陷者，可经常挤捏乳头使之外突，部分女性妊娠期随着乳房增大乳头内陷可自行矫正。

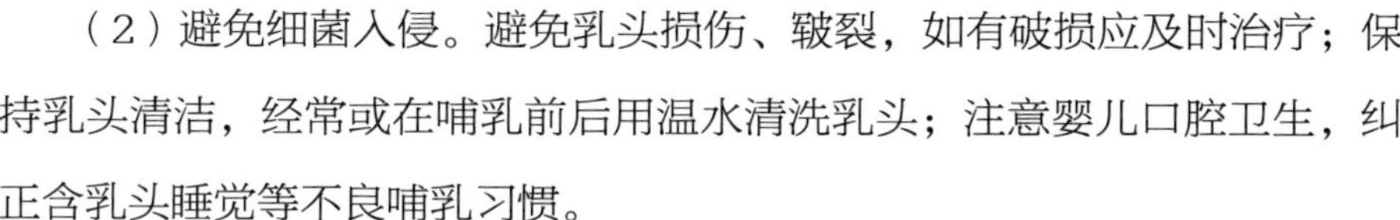

（2）避免细菌入侵。避免乳头损伤、皲裂，如有破损应及时治疗；保持乳头清洁，经常或在哺乳前后用温水清洗乳头；注意婴儿口腔卫生，纠正含乳头睡觉等不良哺乳习惯。

## 七、乳腺炎在生活中聚焦的问题

### 1. 母乳喂养时乳房常常发生的事

对于孕期和哺乳期的妈妈来说，乳房的保养非常重要。有些妈妈想要给孩子天然的口粮，从宝宝生下来就开始大补，喝各种发奶的食物，却不曾想因为补过头，宝宝需求量小，没有及时将乳房排空，导致乳腺炎的发生。

### 2. 纠正母乳喂养的姿势

妈妈哺乳姿势不正确，导致乳房堵奶。有些妈妈出现涨奶，但是宝宝却吸不出来。还有一些妈妈在给宝宝断奶之后，出现大小乳房的情况。这些在母乳喂养的过程中有可能出现的问题，最好提前有所了解和学习。

### 3. 解决母乳过程中出现的奶结

哺乳过程中，如果乳头有小白点、硬块、疼痛现象，就叫奶结（小白点）。处理办法是，可以让宝宝多吸吮，也可以在热敷之后，用消毒过的针挑破白点，奶水自然就流出了。

### 4. 母乳中出现的大小乳房

大小乳房的发生，通常是妈妈在喂养宝宝的时候，总是某一侧的乳房喂的次数多一点。为了避免这个情况的发生，一侧喂完之后，另一侧也需要喂。如果宝宝需求量没有这么多，那么可以用吸奶器将奶吸出，保存在冰箱里备用，或者下次喂奶先从另一边开始。

### 5. 发了炎的奶还能吃吗

在乳腺炎早期，可以母乳喂养或只用健侧哺乳，因为停止哺乳不仅影响婴儿喂养，而且还增加了乳汁淤积的机会。所以，在感到乳房疼痛、肿胀甚至局部皮肤发红时，一定要注意排空乳汁。

其实总的来说，要想让宝宝能喝到母乳，以及应对哺乳过程中出现的各种问题，还可以这样做：首先，妈妈和爸爸一起了解、学习知识，只有学习了，就能自己轻松处理哺乳突发的问题。然后，要知道宝宝是天然的催乳师和吸奶器，要想催奶，就把宝宝挂在身上吸就好了，哪怕没有也一样吸吮。其次，要注意每次给宝宝哺乳的姿势是否正确，以及及时的排空乳房，这样就能有效减少哺乳过程出现的各种问题。最后，妈妈要保持良好的心态，加上合理的饮食和足够的休息时间，就能实现全母乳喂养的愿望。

在这里，希望所有的哺乳妈妈，都能轻轻松松度过哺乳期，避免乳腺炎的发生，让哺乳成为一件很快乐的事。

## 第二节　副　乳

乳房被赋予深刻的内涵——生命、青春、爱情和力量，一般来说，女性大多数头疼的是乳房过小，其实困扰大家最多的是副乳。如果有副乳就十分影响女人的胸部美观了，尤其穿上紧身衣，站在穿衣镜前，会大大影响身体形态。看到乳房以外出现多余的乳房、乳头，手摸起来里面硬硬的，会让人有一种极不舒服的感觉。造成心理影响，思想负担沉重，最最重要的是，副乳会影响身体健康，因此不可小瞧。

### 一、什么叫副乳

女性在正常情况下只有一对乳房，除胸部的一对乳房外，其他部位又长出的乳房和乳头就是多余乳房，这就叫副乳。副乳一般出现在近腋窝处，腋前或者腋下，也有发生在胸部正常乳房的上下、腹部、腹股沟等部位。副乳不仅会影响美观，而且还存在患乳腺疾病的风险。

医学上认为，副乳是女性常见的一种乳房发育畸形，属多乳房或多乳头症。乳房的这种畸形常有遗传倾向。不仅见于女性，也可见于男性，但女性的发生率是男性的4~5倍。副乳有的也可以发育到完全程度，也可以和正常乳房一样患病，但是副乳的发病率也明显高于正常乳房。

副乳通常有以下三种情况。

（1）有乳腺组织无乳头。常被误认为疣或赘。

（2）有乳头无乳腺组织。只是在皮下组织的深层有乳腺组织。

（3）有乳头又有乳腺组织。称为完全性副乳，常见于腋下，体积较大。凡是有腺体组织的副乳，同正常乳房一样受性激素的影响，呈周期性变化，经前期胀痛，还可发生与正常乳腺相同的常见疾病，如增生、囊肿、副乳腺癌等。

前两种在医学上称为不完全性副乳，第三种为完全性副乳。

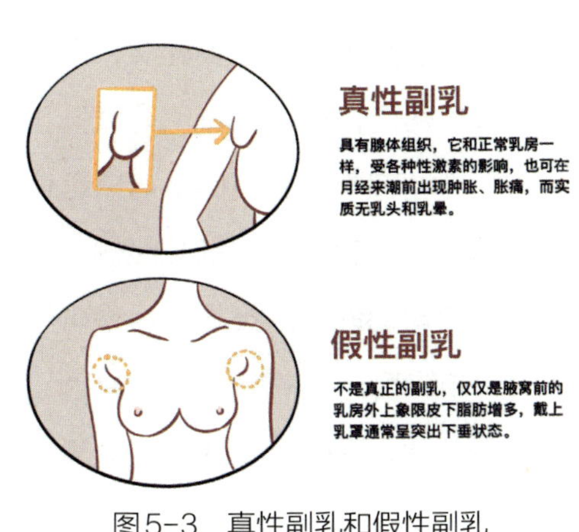


图5-3　真性副乳和假性副乳

副乳除以上分类方法之外，还有先天性与后天性、真性与假性之分。

（1）先天性副乳。摸起来里面硬硬的，有些会有一个小小的白点，称之为退化性的乳头。

（2）后天性的副乳。假性副乳，多半是后天肥胖，或者穿衣不当所造成，例如：穿衣方式不对、内衣尺寸不合，或者是为了追求时髦经常使用无肩带、半罩式内衣，这些原因都可能使胸部无法集中，内衣太小或内衣的肩带过于紧绷，长期下来会在外胸部或腋下造成局部脂肪堆积。

## 二、副乳原来是这么回事

副乳的产生不是大家所说的穿紧身内衣、戴胸罩不当和肥胖引起的，而是人类的一种返祖现象，是人在进化过程中遗留下来的先天性问题。

大家知道，很多哺乳动物都有乳房和乳头，一般是呈偶数，人类多数为两个乳房，而其他的哺乳动物有多个乳头。如花猫大概有4对乳头，狗狗是4~6对乳头，旱獭有5对乳头，松鼠有4对乳头。各种哺乳动物雌性个体的乳房数量与它们一次生育的幼仔数量相关，猪一窝能产十几只幼仔，自然就需要有较多的乳房来哺育它们，因此，它的乳头数目变化很大，从6~16个不等。

而人类一般每胎为一个婴儿，双胞胎的概率比较小，多胎生育的婴儿是极为罕见的。人类一开始也是多乳房、多乳头，在长期的进化过程中形成了一对乳房，乳头一般为两行，都会长在“乳线”上。乳线一般在哺乳动物身体腹面，这是为了方便哺乳。乳头向上可以延伸到胳膊上，向下可以延伸到双腿上。在人体也是有着左右两根乳线的，它是从腋窝经过乳头到腹股沟区的弧形曲线，换句话说，人类的乳头是可能长在这两条弧线上的。那么，医学是如何认知的呢。

医学认为副乳腺形成的原因是人类在胚胎第6周在胎体腹部两侧从腋窝到腹股沟的两条线上，由外胚层的上皮组织发生6~8对乳头状局部增厚，这是乳房的“始基”。正常情况下，当胚胎发育第9周时，除胸部的一对始基外，其余的小突起均开始退化，到出生前完全退化、消失。如果由于发育异常，这些乳腺始基未能完全退化，生后就形成了多乳头或多乳房，又称多乳房症，这就是副乳。

人类在正常情况下，是不应该出现副乳腺的。但在临床上，副乳腺病例并不少见，大多数是见于腋窝，少数出现在腹部和腹股沟区。也有出现在背部、出现在脚底的，这些部位就是偏离了正常乳线，实属罕见。

## 三、副乳有哪些特点及危害

副乳大多位于正常乳房的上方靠近腋窝处，或在正常乳房的内下侧，少数见于腹部、腹股沟部、大腿内侧，偶可发生于面颊、耳、颈、上肢、肩、臀、背、外阴等处，易被误认为皮下结节、淋巴结或肿瘤。

副乳大多成对出现，对称分布，且大多数患者仅有一对，但也有单个或一对以上者。

副乳在青春期前处于相对静止状态。随着第二性征的发育而逐渐增大，同时受内分泌激素的影响，副乳在月经期、妊娠期和哺乳期出现局部增大、肿胀和疼痛，甚至有时还分泌少量的乳汁样物。这种情况的发生会给患者的身体带来很大的伤害和影响。

过大的副乳腺可以造成腋窝总像夹着东西一样的不适，甚至出现"赘肉"，影响外形美观，穿衣服及社交活动受到影响。

副乳时间久了，将会出现周期性副乳疼痛，严重者经前、经后均呈持续性疼痛。有时副乳疼痛向腋部、肩背部、上肢等处放射，常影响睡眠、工作与学习，让女性焦虑不安、情绪激动。

副乳内有乳腺组织，也会诱发一些疾病，可能会衍变成副乳腺囊肿、副乳腺增生，甚而有发生副乳腺癌的风险。

## 四、诊断副乳，超声检查和目靶拍片哪个更好

副乳是女性常见的一种乳房发育畸形，常为发育不全的组织。多数像婴儿的乳房，或者只见一点皮肤色素加深，中央可有一点点皮肤增厚，类似小小的乳头，有的仅有乳腺，有的仅有乳头，但也有在腋部可见完整的乳体（乳头、乳晕、腺体）且较大。月经前副乳也发胀疼痛，妊娠时明显

增大，有乳头者在哺乳期间甚至还分泌出乳汁来。临床诊断并不困难，可以不需要超声和钼靶。如果需要进一步全面了解乳腺的病变，当然也离不开这两项检查。

乳腺钼靶和乳腺B超是乳腺外科最常用、也最实用的两种检查方法，有部分患者对这两种技术有很多不同的看法。比如：常有女性朋友问钼靶和B超哪一个检查手段更好，还有些人认为哪个价钱贵哪个就是好的技术，甚至有患者说上次陪朋友做完B超又去做了钼靶，那我这次直接做钼靶，做B超肯定是浪费钱。还有一部分女性因为担心辐射伤身体而对钼靶敬而远之等。其实，B超和钼靶是两种完全不同的检查手段。

乳腺B超，经济简便、无创伤、无痛苦、无放射性、可反复检查。可以通过多角度全方位的扫描，全面评价局部细微结构，分析病变的形态和性质，反映乳腺组织及其病变的声学特性，能够准确提供肿瘤位置、大小、形态、边界、内部回声、血流、后方有无回声衰减等。还可同时进行乳腺和腋窝淋巴结检查。对囊肿等液体病灶甚为敏感，但对于低回声的组织区分能力不强，如纤维腺瘤、小叶增生和乳腺癌都是低回声，只能主要根据边界及形态等来诊断。乳腺超声可以提供实时动态的图像显示，在乳腺微创手术或穿刺活检中可以很好地引导手术。

乳腺钼靶在筛查乳腺癌方面有优势，是国际公认的检测早期乳腺癌的有效方法。钼靶对钙化灶更敏感，易检出不规则的微小钙化区域，可以检出未发生淋巴转移的小肿瘤，并分辨出良、恶性。这种早期检查有助于提高生存率。

钼靶检查有一定的辐射量，但也不必谈到辐射就色变。一次钼靶拍四张图片的辐射量是一次胸片的一半左右，间隔半年以上几乎没有危害。年轻患者的乳腺受影响要大些，因腺体致密，钼X线穿透能力较差，诊断效力下降，所以40周岁以下（也有说35周岁以下）一般不建议检查钼靶。

从上面的叙述可以看出，这是两种完全不同的检查手段，反映的是乳腺组织及其病变的不同方面，各有优缺点，不能互相代替。

其实，这两种技术是同时应用、互相参照、综合判断。如彩超看小病灶优于钼靶，而钼靶看钙化优于彩超；彩超看细微病变敏感有余，而特异性不足，钼靶看宏观的结构扭曲和组织对称性方面更胜一筹。

所以说，没有哪一个技术更好，只有更适合些。有些时候是需要两种技术同时检查，或一种检查发现可疑情况无法确定，需要再做另一种检查来共同诊断。

## 五、消除副乳的几种办法

腋下多出的一块副乳会让女性十分苦恼，如果女性想穿着吊带衣服秀美，就会暴露出这一缺陷，所以追求完美的女人，往往都想尽办法去除这一块副乳。怎样让副乳消失，下面介绍几个方法。

### 1. 选择合适的内衣

选择内衣尺寸要正确，不能只凭尺寸号码就购买，购买时一定要试穿。若自己不会正确选择，别害羞，可以请专柜服务员帮忙，毕竟身材是跟着自己一辈子的，选对内衣的尺寸非常重要。

### 2. 正确穿着内衣

前倾上身将胸罩罩上，扣妥背扣，调整肩带，再用左右手分别拨乳，把腋下副乳、下胸围乳房拨进罩杯里。穿胸罩时要拨，每次入厕所时也要调整，一段时间后，有可能会把乳房脂肪拨移到正确的位置。

### 3. 自我运动按摩

每天可利用早晚的时间进行扩胸运动和瘦手臂运动，利用胸大肌及手臂肌肉群的收缩，带动改善副乳情况。同时可按摩副乳，方法是双手自然下垂，可看到腋下到胸部之间有内凹和外凸部分。内凹部分，用中指和大拇指适当的力量反复揉捏，左右各30次。凸出部分，用手握拳以指关节的力量，将突出的副乳由外向内推，左右各30次。右胸以左手完成，左胸以右手完成。

### 4.机械式反复按摩

采用机械式吸放按摩仪器。利用负压将乳房吸入罩杯，转换成正压再将乳房推出，副乳在乳房罩杯里进行塑型，乳房在反复吸放进入罩杯中会逐渐变成罩杯的浑圆状，脂肪状的副乳持续反复操作机械按摩，一个月后会有塑型效果。

### 5.进行哑铃运动

做哑铃运动，可以消除腋下的多余脂肪组织，也可强壮胸壁肌肉，经常做这项活动可以有效消除副乳。方法：上手臂紧贴身体侧边，双手紧握哑铃，下手臂尽量向上靠近，然后整个手臂在身体两侧张开，最后向中间靠拢，每天反复进行此动作20次。

### 6.做上举手操

做上举手操，能够有效防止胸部下垂，减少副乳的形成，同时还有瘦手臂的作用，增加肢体的柔软性、灵活度、动感美。

具体步骤：

第一步，上身挺直，收腹夹臀，双手拿着瑜伽球缓慢往上抬，并绕到后颈部位。

第二步，背脊挺直，双手臂用力将瑜伽球往后上方延伸，手臂打直。

第三步，再将手慢慢放下，回到做法的开始动作。

来回重复此操6~8次。

### 7.抽脂手术

抽脂手术的理论基础，就是身体某一部分的脂肪细胞数目是一定的，通过抽脂手术之后可以将某一部位的脂肪细胞去除一部分，剩余的脂肪细胞就不会再分裂增殖出原先的脂肪细胞数目。

如果是因为穿衣不当或单纯的脂肪囤积而形成的假性副乳、“赘肉”，可利用抽脂手术来将其去除，一般伤口约0.5cm。

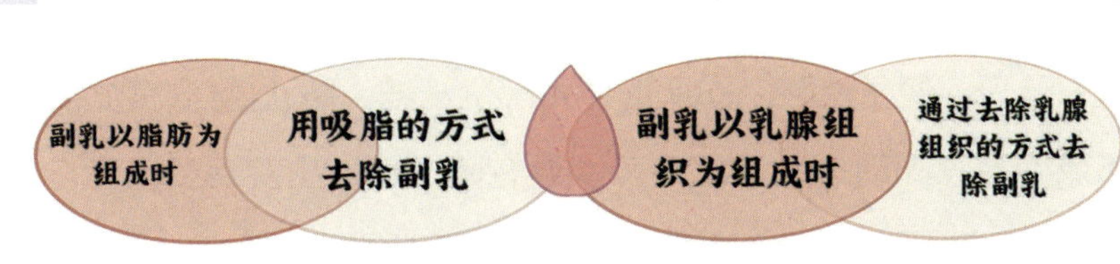


图5-4　副乳手术治疗

### 8.外科手术

如果副乳有以下情况者，应尽早手术：①副乳的凸起组织过大，或经常与皮肤摩擦，造成反复出现湿疹困扰或带来生活上的不便；②副乳明显，严重影响社交活动及生活质量；③随月经周期变化，胀痛等症状明显，影响求美生活；④副乳内部有乳腺组织，或有乳头之副乳；⑤触及肿块，疑有肿瘤或恶变。

副乳切除手术包括切除副乳乳腺、多余的脂肪及皮肤，再辅助加压包扎。

## 六、副乳如何护理

副乳在临床上一般分为两类，分别是先天性和后天性。后天性的副乳主要是肥胖或者穿衣不当造成的，平时要注重胸部按摩，重视捏与推的技术，勤于做手操和哑铃的练习。

先天性的副乳多采取手术切除。当然，切除过程中有很多情况需要注意，但女性不必太担心。一般情况下，医生在手术前会有一套详细的解决方案，针对手术过程中突然发生的情况会有针对性地解决方案。因此，只要早期确定手术过程，需要承担的风险并不是特别大，但需要注意的是副乳手术切除后的护理很重要。①副乳切除术后，必须按照医生及护士的指示执行，定期定量服药。饮食注意事项也会有明显要求，最重要的是不要吃辛辣刺激性食物，以免感染伤口。②术后避免过度动作，以免拉伤伤口；尽量减少活动，防止手术部位碰触。③术后5天内不要提拎重物或做剧烈运动。④术后7天之内严禁切口部位沾水。⑤手术后在手术部位用冰块冷敷1~2天，便于消肿。⑥保证手术部位清洁，防止感染。⑦由于麻醉剂的药效不会立即消失，手术后可能会有困乏感，出院后要留意多休息；术后不可驾驶车辆或从事高空作业；睡觉时可将枕头垫得高一些。⑧一个月之内严禁做扩胸运动。

副乳术后预防的并发症：①出血。如果选择不专业的外科医生手术，可能会在操作中过于粗暴，电凝刀使用不当，止血不彻底，导致出血的现象。②感染。手术过程没有完全消毒，并且无菌操作不规范，就很容易导致感染，一旦出现感染，就会给患者造成危害。③切口裂开。这种现象一般是和假体过大或者分离腔隙过小导致的，也和伤口感染有关系。手术中如果伤口没有保护好，容易感染，导致伤口不能良好愈合而裂开。④乳腺组织没有完全切除。在手术中如果没有完整切除乳腺腺体，也就是说切除不干净，残留腺体就会导致再次病变的可能性，所以需要再次进行手术治疗。

总得来说，对于副乳切除最重要的是医院以及医生的选择，只有选择正规的医院以及专业的医生，才能防止副乳切除不净导致复发的风险。手术时的无菌操作能降低手术后的感染、出血等不良反应。如果因为贪便宜而选择不正规的、小型的整形诊所，那是对身体的不负责，所以女性朋友要注意，毕竟是关乎自己的乳房，是千万不能马虎的，不要因为一时的选择错误而让身体买单。

## 七、女性担心的问题聚焦

### 1.副乳就是一坨赘肉吗

生活中很多人都分不清副乳和腋下赘肉，因为二者十分相似。副乳，顾名思义，就是人体除了正常一对乳房外，出现了多余的“乳房”。有的是肿胀、隆起的一堆软肉，有的则像乳房。有部分女性误认为腋下的赘肉就是副乳。副乳大部分有乳腺组织，部分在月经期、妊娠期和哺乳期可发生肿胀、疼痛，有乳头甚至会有分泌乳汁的情况。一般是在腋窝、乳房上下内侧，也有发生在腹部、腹股沟等特别部位。赘肉是后天形成的脂肪团块，是“假性副乳”，要判定清楚，可到医院通过做B超检查，基本可以区别确定。

### 2. 副乳会分泌乳汁吗

真性副乳具有腺体组织，它和正常乳房一样。在妊娠、哺乳时，由于激素的作用，可以促使副乳腺组织发育，副乳会明显增大。当女性哺乳时，腋窝可出现“包块”，并可有乳汁流出。当妊娠和哺乳结束后，增大的副乳腺无法还原，不会随之萎缩，并可随着月经周期的变化而变化，给女性带来不适感。

### 3. 副乳会变癌吗

副乳会不会变癌，这是很多女性十分关心的问题。后天形成的副乳，如果没有不适症状，或者比较小的副乳一般不会癌变。完整性副乳以及有腺体组织的不完整性副乳不同于后天形成的副乳，是存在癌变倾向的，癌变概率比后天性副乳大。不过也不用担心，一般形状无异常变化，柔软不坚硬的副乳是不会影响健康的。但是对于一些出现了异常肿大疼痛或者有肿块的副乳来说，则有可能会发生良性或者恶性的肿瘤。家族有遗传性乳腺癌或者家族有过副乳腺癌病例的，副乳的癌变概率也会相对较大。

当然，想要预防副乳癌变，在日常生活中需要养成良好的生活习惯，保持愉快的心情，避免长期处于焦虑、压力大的情绪之下，日常多做运动。

### 4. 女性长了副乳可以不治疗吗

女性发现自己长了副乳，是否需要及时治疗呢？如果副乳较小，也没有任何症状，是可以不用治疗的，但是要做好定期的乳房检查。

作为腺体组织，副乳当然不会自行消失。如果是伴随有腺体增生的副乳，可以口服一些治疗乳腺增生的药物，来帮助减轻肿胀、疼痛等症状。应当提醒、警醒的是：副乳也是含有乳腺的腺体成分，同样会发生和正常的乳腺腺体一样的疾病，比如乳腺增生、乳腺癌等。所以，对待副乳需要和正常的乳房一样，如果发现有可疑的肿物时，需要及时到医院就诊。

#### 5.消除副乳都需要“一刀切”吗

有很多女性副乳的出现，是因为经常穿的文胸不合适造成的。如果副乳柔软，平常也没有其他异常的症状表现，可以尝试通过调整型文胸来改善副乳，不用考虑手术切除。

如果副乳出现了某些特殊的情况，切除副乳是很有必要的。比如随着月经周期变化，自身出现了明显的乳房疼痛增生；患者发现乳头有溢液；医生已经明确了副乳内存在肿瘤或恶变；或者是患者的副乳十分明显，已经严重影响到了穿衣、社交活动和生活质量，就可以选择切除副乳。

## 第三节　乳腺囊性增生病

俗话说“十个女人九个结”，乳腺囊性增生、乳腺结节、乳房包块……这些问题让众多女性整日提心吊胆，生怕哪一天会发生“恶变”！其实，乳腺结节、增生是个老生常谈的话题，是常见病、高发病。但就是这么个不起眼的常见病，却每天都在折磨着千千万万的女性。

### 一、为什么女性会如此烦恼

女性双乳一旦患有乳腺结节，就会给女人带来无穷的烦恼和痛苦，时不时出现的间断性乳房胀痛，甚至持续性的疼痛，月经来潮疼痛更加明显，令人十分痛苦；给女性的工作、生活、睡眠、情感、夫妻关系，都蒙上了阴影；长时间的折磨让女性身心憔悴、紧张焦虑、爱发脾气等，还会造成乳房下垂、失去弹性，影响美观，由丰满卓韵的“美乳”，变成了烦心煎熬的“累赘”！更令人提心吊胆的是，还会癌变，威胁生命，一旦发生就要手术切除，酿成终生缺陷，失去光华夺魂的双峰，这是最让女人无法接受的，时刻缠绕的精神折磨真的让人崩溃。况且，即使早早地发现患有乳腺结节，到医院挂乳腺专家号看医生，医生会给你两个选择，要么给你开点止痛药、活血化瘀的中药，只治标不治本；要么告诉你没事，不用吃药，先观察，每隔3个月来医院复查，等长大了再治疗。真的没事么？真长大了，出事了，恶变了，恐怕就是大事。因此，要正确了解乳房之间隐藏着的乳腺囊性增生病，解决女人的痛苦和烦恼。

## 二、什么是乳腺囊性增生病

乳腺囊性增生病是乳腺的一种良性疾病，是以乳腺小叶、小导管及末端导管高度扩张，形成一个个小泡泡的囊肿为特征，伴有乳腺结构不良，在结构、数量及组织形态上表现出异常，是乳腺正常结构的错乱，故称为乳腺囊性增生病。在B超上表现为多发性的，在乳腺的实质里面有液性的实性暗区。

本病从命名来看很乱、不规范，因此名称较多，如乳腺增生症、乳腺结构不良症、小叶增生、纤维囊性乳腺病、慢性囊性乳腺病、囊肿性脱皮性乳腺增生病等。以往曾称为慢性囊性乳腺炎，实际上本病无炎症性改变，因而不宜使用。

## 三、医学上是怎样认识乳腺囊性增生的

乳腺增生症是女性最常见的乳房疾病，其发病率占乳腺疾病的首位，据流行病学调查有70%~80%的女性都有不同程度的乳腺增生，多见于20~50岁女性，发病高峰为25~45岁。近年来该病发病率呈逐年上升的趋

势，也越来越低龄化。

乳腺增生症是一种与内分泌功能紊乱密切相关的疾病，其本质是正常乳腺小叶生理性增生与复旧不全，乳腺正常结构出现紊乱，属于病理性增生，是既非炎症又非肿瘤的一类病。严格地说，乳腺增生是病理名词，只有病理科医生在显微镜下才能做出乳腺增生的诊断。所以临床对于该病的概念、分类、诊断和治疗等一系列问题存在诸多分歧。国外文献通常称为乳腺腺病、纤维囊性乳腺、乳腺纤维囊性改变、良性乳腺结构不良、硬化性腺病等。《疾病和有关健康问题的国际统计分类》（第十次修订本）（ICD10）称之为乳腺囊肿、慢性囊性乳腺病、乳腺囊性增生病、乳房纤维硬化症、乳腺增生等。我国医学院校常用的教材中称之为乳腺囊性增生病或乳腺病。

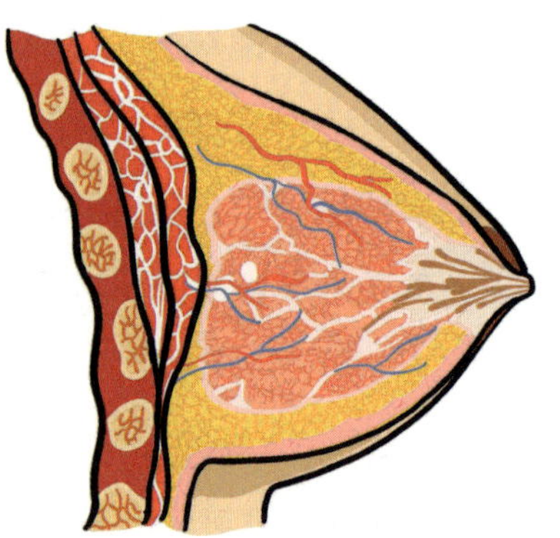

图5-5 乳腺增生症

西医学对此病的认识已有一百多年的历史。1828年astley cooper首先提出本病，认为与癌并发；1833年reclus以“乳腺囊性病”为名，指出其特点是双侧囊肿；1897年schimke ibsen称之为“囊腺病”，表现为上皮增生和囊肿；1928年smb等称为“囊性纤维腺瘤病”“囊性增生病”等。我国的学者在五六十年代先后以“乳腺小叶增生病”“乳腺结构不良症”等命名。总之本病的命名颇多，达40余种，反映出此病有不同的病理形态。

中医认为，乳房为“宗经之所”，乳腺增生在中医中称“乳癖”“乳中结核”。乳癖之名始见于《中藏经》：“内结于隐僻，外不可见。”故名癖。以后各外科医籍多有论述，如明代《医宗金鉴》载有“乳癖乃乳中结核……虽喜怒消长，多由思虑伤脾，恼怒伤肝，气血郁结而生”，道出乳房与经络的关系。明代龚居中《外科活人定本》曰：“乳癖，此症生于正乳之上，乃厥阴、阳明经之所属也……何谓之癖，硬而不痛，如顽核之类，过久则成毒。”首次指出乳癖为乳房肿块，日久可致恶变。但是长久以来，中医文献所描述的“乳癖”，实际上包含了乳腺增生症和乳腺纤维腺瘤两种疾病，因此在文献中亦形容“形如丸卵”等，直到近年，在《中医外科学》中，才将两种病区分开来，“乳癖”专指乳腺增生症，而乳腺纤维瘤称为“乳核”。

## 四、临床主要症状有哪些

乳腺增生症的主要临床表现是乳腺疼痛、结节或肿块，部分病人合并乳头溢液。乳房疼痛和肿块为本病的突出症状。

### 1.乳房疼痛

常为胀痛、刺痛或隐痛，疼痛可向同侧腋窝或肩背部放射。可累及一侧或两侧乳房，以一侧偏重多见，疼痛严重者不可触碰，甚至影响日常生活及工作。部分可表现为乳头疼痛或痒。乳房疼痛与月经周期有关，常于月经前数天出现或加重，行经后疼痛明显减轻或消失；疼痛亦可随情绪变化、劳累、天气变化而波动。这种与月经周期及情绪变化有关的疼痛是乳腺囊性增生病临床表现的主要特点。

### 2.乳房肿块

可触摸到片状、颗粒状或结节状肿块，质韧，质地中等或稍硬，边界不明显，与周围组织无粘连，活动好，常有触痛。

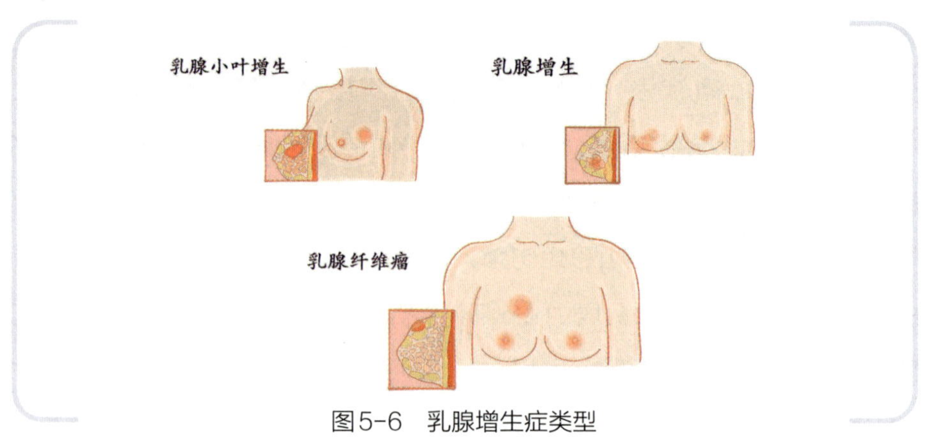


图5-6 乳腺增生症类型

肿块可发于一侧或两侧乳房内，单个或多个，一般好发于乳房外上象限，亦可见于其他象限。肿块大小不一，小者如粟粒般大，大者可逾3~4cm。肿块形状有片块状、结节状、条索状、颗粒状等，其中以片块状为多见。大部分乳房肿块也有随月经周期而变化的特点，月经前肿块增大变硬，月经来潮后肿块缩小变软。

### 3. 乳头溢液

少数患者可出现乳头溢液，为自发溢液，多为淡黄色、淡乳白色、黄绿色、无色浆液样、或棕色浆液性溢液。也有少数患者经挤压乳头可见溢出液。溢液化验检查可见有大量浆细胞、淋巴细胞而无瘤细胞。如果出现鲜红色、血性褐色或咖啡色溢液则需要谨慎。

### 4. 月经失调

属于兼症，见月经前后不定期，量少或色淡，可伴痛经。

### 5. 情志改变

常感心情不畅或心烦易怒，每遇生气、精神紧张或劳累后加重。

高度警惕癌变：乳腺囊性增生病有发生癌变的可能。一旦发现有短期内迅速生长或质地变硬的肿块，应高度怀疑其癌变可能，必要时行细针穿刺活检，术中冰冻切片，查到癌细胞者，应按乳癌处理。

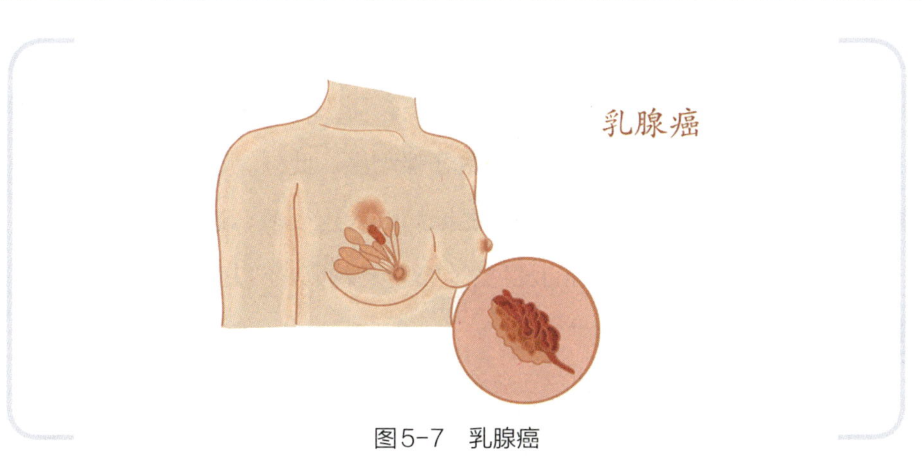


图5-7　乳腺癌

## 五、发病的原因是什么

真正的发病原因还不明确。目前，西医认为乳腺增生与内分泌失调及精神、环境等因素有关。

### 1. 精神情绪因素

精神刺激可改变人体内环境，从而影响体液内分泌系统功能，导致某一种或几种激素的分泌出现异常。精神紧张、情绪激动等不良精神因素，都可能使本来应该复原的乳腺增生组织得不到复原或复原不全，久而久之，易形成乳腺增生。经常熬夜、睡眠不足等也会造成乳腺增生，而且这些不良因素还会加重已有的乳腺增生症状。

### 2. 内分泌体液失调

雌、孕激素比例失调，使乳腺实质增生过度和复旧不全；乳腺性激素受体的质和量异常，使乳腺各部分增生程度参差不齐；催乳素升高，影响乳腺生长、发育和泌乳功能，同时影响下丘脑–垂体–性腺轴功能。

### 3. 人为不良习惯增加

女性高龄不育、性生活失调、人工流产、夫妻不和、不愿哺乳等原因，造成乳腺不能有正常的、周期性的生理活动。佩戴过紧的胸罩或穿过紧的内衣，易压迫淋巴和血液循环，有碍乳腺的健康。

### 4. 饮食生活不合理

高脂、高能量饮食导致脂肪摄入过多，可影响卵巢的内分泌，强化雌激素对乳腺上皮细胞的刺激从而导致乳腺增生。此外，现在女性的饮食丰富了、夜生活多了，有高血压和高血糖病的人也很多，这些也容易使女性出现内分泌失调，导致该病的发生。饮酒和吸烟等不良生活习惯会诱发乳腺病。

### 5. 乱用含雌激素的保健品、避孕药

人体长期过量摄入雌激素，将导致内分泌平衡失调，现在一些速生食品、人工饲养的水产及家禽使用的饲料中也多含有激素成分，经常食用，会导致乳腺疾病。另外，长期服用避孕药物也会导致乳房疾病的发生。

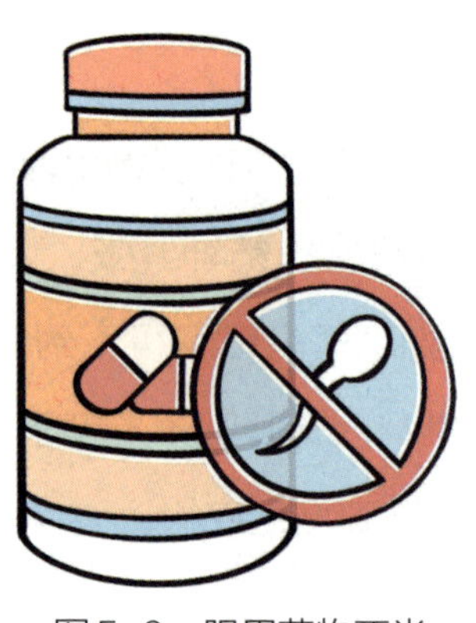

图5-8 服用药物不当

中医学对乳腺增生症的治疗有着悠久的历史和良好的疗效。属中医之“乳癖”范畴，明代医家陈实功《外科正宗》认为：“乳癖多由思虑伤脾，恼怒伤肝，郁结而成也。”中医认为乳头属肝，乳房属胃。乳腺增生与肝、胃关系密切。“乳癖”的发生多因平素易躁易怒易忧、思想压力大、多愁善感、焦虑上火、肝火太盛、肝郁气滞和冲任不调而成。

（1）由于情志不遂，忧愁不解，久郁伤肝，或受到精神刺激，急躁恼

怒，可导致肝气郁结，气机阻滞，蕴结于乳房胃络，乳络经脉阻塞不通，不通则痛，引起乳房疼痛。肝气郁久化热，热灼津液为痰；或思虑伤脾，脾失健运，痰浊内生，气滞、血瘀、痰凝三者结聚为核，循经留聚乳中，故乳中结块，即可形成乳房肿块。

（2）肝肾不足，冲任失调也是引起乳癖的重要原因。肾为五脏之本，肾气化生天癸，天癸激发冲任，冲任下起胞宫，上连乳房，冲任之气血，上行为乳，下行为经。若肾气不足，冲任失调，气血瘀滞，积瘀聚于乳房、胞宫，或乳房疼痛而结块，或月事紊乱失调。脾肾阳虚，痰湿内结，经脉阻塞，导致乳房结块、疼痛、月经不调。

总之，中医与西医的观点并不矛盾，肝郁气滞、冲任不调必然会影响内分泌，这是很简单的道理。

## 六、如何诊断乳腺囊性增生病

结合患者的临床表现、辅助检查，尤其是病理学检查，并排除相关疾病后才能做出乳腺囊性增生病的正确诊断。应对病人进行适宜的影像学检查和对可疑病变的病理组织学检查，以排除恶性病变。

常见检查项目：乳房超声检查、乳房检查、近红外线乳腺扫描检查、钼靶X线检查、乳腺肿瘤标记物等。

若患者临床表现不典型或没有明显的经前乳房胀痛，仅表现为乳房肿块者，特别是单侧单个、质硬的肿块，应警惕乳腺纤维腺瘤或乳腺癌。

## 七、如何治疗乳腺增生症

乳腺增生对女性来说再熟悉不过了，绝大多数乳腺囊性增生病根本无须治疗。随着年龄增长，女性体内雌激素水平逐渐降低，乳腺组织逐渐退化，增生也有所好转。

有些女性的自觉症状很重，常常因为乳房胀疼、有肿块，按压后更是疼痛难忍，甚则影响正常的生活、学习、工作，造成了巨大的心理负担。所以对于有症状的女性，止痛与消块是治疗要点。

药物治疗可以缓解增生带来的不适症状，但不能缓解乳腺增生症的病理学改变，所以乳腺增生用药物是不能达到根治作用的，只能通过以下方法来缓解患者的症状。

### 1. 心理治疗是关键

乳腺增生对人体的危害莫过于心理的损害，不良的心理因素、精神紧张、忧虑悲伤、过度劳累、生活不规律，造成神经衰弱，会加重内分泌失调，促使增生症的加重，要善于调节情绪，保持良好的精神状态。尤其在月经、妊娠期间，更要注意调节不良情绪。治疗首先就是要舒缓生活和工作压力，消除烦恼，心情舒畅，心态平和，症状就可以缓解。

### 2. 中医调理有诀窍

（1）中医内治法。中医认为乳腺增生症始于肝郁，而后血瘀痰凝成块，治宜疏肝理气，活血化瘀，软坚散结，常用柴胡、白芍、香附、橘叶、丹参、地龙等。服用中成药也是一个好的选择，但中成药种类繁多。如：乳康片、逍遥丸、加味逍遥丸、乳疾灵颗粒、乳癖散结胶囊、消乳散结胶囊、乳癖消片、乳增宁片（乳增宁胶囊）、红金消结胶囊、岩鹿乳康胶囊、小金丸（微丸、胶囊）等。总之，采用中医中药治疗，还是要在正规

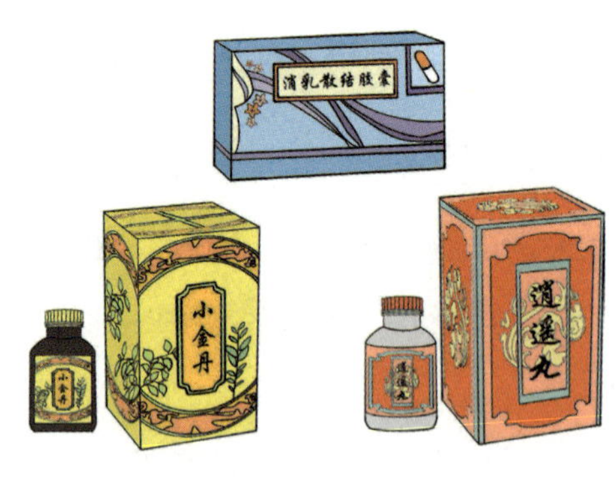


图5-9 治疗乳腺增生症中成药

中医师指导下，辨证处方用药。

（2）中医外治法。“内病外治”是中医治法中的特色。中药外敷于皮肤是中药外用治疗的方法，是外用药在皮肤上敷贴，起到治病作用的治疗方法。通过乳房局部皮肤，促进药物渗透、吸收，使药物直达病所，改善乳房血运、疏通乳络、消肿散结，达到通络止痛的作用，明显减轻乳房疼痛症状，改善腺体增生状态，甚至减轻导管扩张，促进囊液吸收，缩小囊肿，部分患者囊肿甚至会消失。①中药贴敷法：将具有活血通络、消肿散结的中药研细，用凡士林少许调匀，外敷于乳腺增生处。或选用温经络、化痰散结之药膏，如阳和解凝膏合黑退消外敷于乳房局部。②中草药外敷：将煎煮过的中药渣加少许白酒、白醋拌匀，用纱布包好。先垫上一层毛巾，再用纱布包好的药渣热敷湿敷疼痛、肿胀等不适部位。③中药塌渍：将具有温散、理气、活血、止痛作用的中药，如当归、干姜、天南星等打成粉末，用生石膏调成糊状，敷在患者乳房上，再用红外线进行理疗。④穿药物乳罩：将中药研细末，装入6cm×5cm棉白布袋，共2袋。将药袋置于乳罩夹层内，根据病变部位及肿块多少，将药袋固定于相应部位的乳罩上，戴上乳罩即可。⑤乳腺药膜：就像女性朋友们经常在脸上敷面膜，面膜里的营养液渗透到皮肤里从而滋养面部一样。同样的道理，把中药研磨成极细的粉末，调制后做成糊状的膏膜，敷在乳房局部，充分透

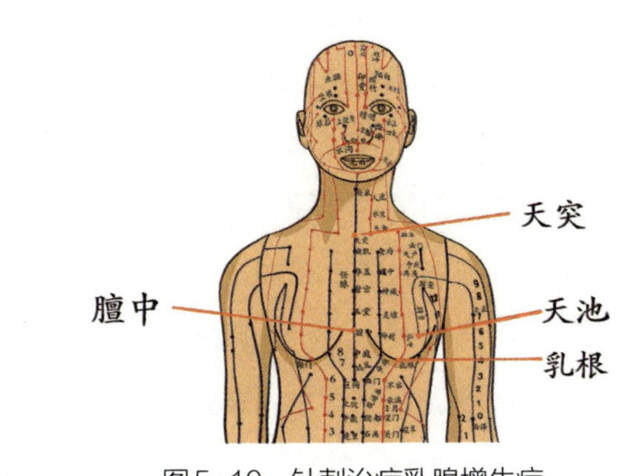


图5-10　针刺治疗乳腺增生症

皮吸收，药物发挥作用，直接作用于乳房，辛香走窜、理气通络，气畅则痛消，络通则结散。

（3）针刺治疗。取穴以膻中、屋翳、合谷、足三里为主穴。肝郁气结者配太冲；肝肾阴虚者配太溪；伴有月经不调者配三阴交，伴胸闷困痛者配外关。

### 3. 中药治疗

乳腺增生症中医学中属于“乳癖”“乳痞”“乳中结核”范畴，以乳房疼痛及肿块为主症，本文选择消乳散结胶囊来介绍中医治疗乳腺增生症的方法。

（1）方剂渊源。乳腺增生症最早见于《中藏经》。乳头、乳房乃肝经循行之处。而乳房疼痛与肿块大小变化，多与情绪变化有关。肝经气滞血瘀在乳癖发病学上有重要影响，肝气瘀滞或思虑伤脾，横逆脾土，聚湿成痰，痰、气、瘀互结而成乳癖。故疏肝活血、化痰散结为治疗乳癖的主要原则。本方由“逍遥散”（《太平惠民和剂局方》）加减化裁而来。

（2）方剂。柴胡（醋炙）、炒白芍、醋香附、玄参、昆布、瓜蒌、夏枯草、牡蛎、当归、猫爪草、黄芩、丹参、土贝母、山慈菇、全蝎、牡丹皮。

（3）方解。消乳散结胶囊具有疏肝解郁、化痰散结、活血止痛的功效。组方以柴胡、当归、丹参、牡蛎为君药，疏肝养血、活血散结；香附、白芍、牡丹皮、昆布、瓜蒌、夏枯草为臣药，加强君药疏肝养血、化痰散结的作用；玄参、土贝母、全蝎、山慈菇、黄芩、猫爪草共为佐药，解毒化痰散结；柴胡为使药，引诸药归经。方中针对肝郁气滞采用柴胡疏肝解郁，香附行气止痛。香附为气病之总司，妇科之主帅，其性味芳香走窜，大大增强柴胡的疏肝理气作用。对于血瘀采用当归养血柔肝，丹参活血化瘀，白芍养血缓急，牡丹皮凉血活血，玄参散结解毒。对于痰瘀凝聚采用昆布软坚散结，瓜蒌化痰宽胸，牡蛎软坚散结，土贝母散结消肿，全蝎通络止痛。夏枯草、山慈菇、黄芩、猫爪草针对瘀久化热之热证，具有清热解毒散结的功效。全方配伍合理，达到了气、血、痰、热并治的目的。

实验研究方面，陈晰等用消乳散结胶囊及逍遥散治疗兔乳腺增生症，发现前者能明显降低乳房高度，降低增生乳腺小叶腺泡数目、导管腺上皮细胞层数、结缔组织和毛细血管数量，减少乳腺上皮细胞胞质内线立体、高尔基体、粗面内质网数量，使部分增生细胞调亡。柴胡、当归、山慈菇、夏枯草等成分具有抗肿瘤作用。当归、白芍有镇痛、改善外周血液循环的药理作用。

（4）功效及主治。疏肝解郁，化痰散结，活血止痛。用于肝郁气滞、痰瘀凝聚所致的乳腺增生、乳房胀痛。孕妇忌服。

### 4. 西药治疗

可采用激素类药物、碘制剂及三苯氧胺，可以缓解疼痛，因有一定的不良反应，不做首选。维生素A、维生素$B_6$、维生素E也有调节性激素的作用，可作为乳腺增生症的辅助用药。

### 5. 手术切除

乳腺增生症因内分泌代谢失衡所致，本身没有手术适应证，临床上遇到个别与乳腺癌不易鉴别的乳腺结节，经病理学检查明确诊断，亦可采用手术切除。如果排除癌变，手术范围不易过大，以免影响乳房形态。

## 八、乳腺增生症的预防

（1）保持良好的心态。保持心情舒畅，有乐观、豁达的精神，有战胜疾病的信心，不要恐惧，只有这样，才能调动人的主观能动性，提高机体的免疫功能。

（2）改变饮食结构。少吃油炸食品、动物脂肪、甜食及过多进补食品，要多吃蔬菜和水果类，多吃粗粮，多吃核桃、黑芝麻、黑木耳、蘑菇，多吃黑、黄豆最好，大豆制品可预防乳腺增生。

（3）口服一些中药茶。比如常用的菊花、玫瑰花、青皮等代茶饮，对乳腺增生病会起到预防作用，对患者也起到保健作用。

（4）注意适当休息、劳逸结合。生活规律，保持和谐的性生活，保持大便通畅会减轻乳腺胀痛。调节内分泌可以对乳腺增生的预防起到一定作用。

（5）加强运动。锻炼身体，防止肥胖，提高免疫力。

（6）不要滥用药物。禁止滥用避孕药及含雌激素美容用品或食品。

（7）避免人流，坚持哺乳，能防患于未然。

（8）学习和掌握乳房自我检查方法，养成每月1次的乳房自查习惯。自查最佳时间应选择在月经后或两次月经中间，此时乳房比较松软无胀痛，容易发现异常；已绝经的女性可选择每月固定的时间进行乳房自查，自查中如发现异常或与以往不同体征时应及时到医院就诊。

（9）积极参加乳腺癌筛查或每年到正规的乳腺专科进行1次乳腺体检。

## 九、问题聚焦

### 1.乳腺结节是否就是肿块

很多女性在做乳腺彩色B超检查时，报告显示“乳房有结节”，这是不是肿块。正常女性都有发生乳腺结节的可能。青春期发育时期腺体多而脂肪少，外形挺拔而富有弹性，生理性的腺体结节以外上象限为主，也就是乳头到腋窝之间。更年期女性腺体逐渐退化。

一般来讲，年龄越小，发生乳房肿块，良性的机会越大；年龄越大，发生乳房肿块，恶性的机会越大。是生理性结节还是肿块，个人难以鉴别，最好向专科医生求助。乳腺外科医生会给出正确答案。

### 2. 乳腺囊性增生病一定要手术吗

目前治疗上基本为对症治疗。部分病人发病后数月乃至一两年后常可自行缓解，多不需治疗。症状较明显，病变范围较广泛的病人，可以用胸罩托起乳房，口服中药小金丹、消遥散、5% 碘化钾均可缓解症状。绝经前期疼痛明显时，可在月经来潮前服用甲基睾丸素，亦可口服孕酮。近年来应用维生素E治疗，亦有缓解疼痛的作用。

如果乳腺囊性增生病属于重度增生伴单个或多个瘤样增生；乳头溢液，保守治疗无效；绝经期前后发现乳腺增生局限于一侧，病变较硬；局部肿块不能排除乳腺癌；病变广泛，症状严重，影响工作、生活且久治无效，患者要求切除。以上这些情况就应当手术切除。

### 3. 乳腺囊性增生病距离乳腺癌有多远

囊性增生病与乳腺癌的关系尚不明确。流行病学研究提示囊性增生病患者以后发生乳腺癌的概率为正常人群的2~4倍。囊性增生病本身是否会恶变与其导管上皮增生程度有关。单纯性的囊性增生病很少有恶变，如果伴有上皮不典型增生，特别是重度者，则恶变的可能较大，属于癌前期病变。

由于本病为一种长期缓慢进展性疾病，不同阶段，其症状和体征及组织形态方面都有所不同，预后也有差别，故在明确疾病诊断的同时，最好能进行疾病分期。除根据病史、症状和体征外，最可靠的分型需依赖病理学检查。

### 4. 乳腺囊性增生病是“气”出来的吗

乳腺囊性增生病虽说与精神紧张、情绪激动等不良精神因素有关，但目前多认为与内分泌失调关系密切。黄体素分泌减少，雌激素相对增多，是乳腺囊性增生的重要原因。乳腺囊性增生主要为乳腺间质的良性增生，增生可发生于腺管周围并伴有大小不等的囊肿形成；也可发生在腺管内表现为上皮的乳头样增生，伴乳管囊性扩张。此外，尚有一种小叶实质增生的类型。

近年来，许多学者认为，催乳素升高也是引起乳腺增生病的一个重要因素。此外，有研究表明，激素受体在乳腺增生病的发病过程中也起着重要作用。

### 5. 对乳腺囊性增生病的错误看法有哪些

误区一：乳腺囊性增生可以通过长期口服药物治愈。实际上口服药物主要是针对肿块和疼痛症状进行治疗，这些症状好转后，无须长期治疗。

误区二：乳腺囊性增生可变为癌症。实际上总体而言是良性疾病，报道的癌变率不到百分之一。

误区三：细针活检会促使乳腺囊性增生恶变与肿瘤转移。

误区四：乳腺X线检查越多越好。

误区五：乳腺囊性增生病治不好，等生孩子或绝经后自然就好了。

误区六：乳腺囊性增生病，每个女性都有经前乳房胀痛，不用治疗，完全可以自愈。

# 第四节　乳腺纤维腺瘤

## 一、什么是乳腺纤维腺瘤

乳腺纤维腺瘤是乳腺常见的良性肿瘤之一。多发于青年女性，与患者体内性激素水平失衡有关。乳腺纤维腺瘤多发于乳房外上象限，呈圆形或卵圆形，临床多见大小为1~3cm，生长缓慢，妊娠或哺乳期时可急骤增长。极少数青春期发生的纤维腺瘤可在短时间内迅速增大，直径可达8~10cm，称为巨大纤维腺瘤，但仍属良性肿瘤。

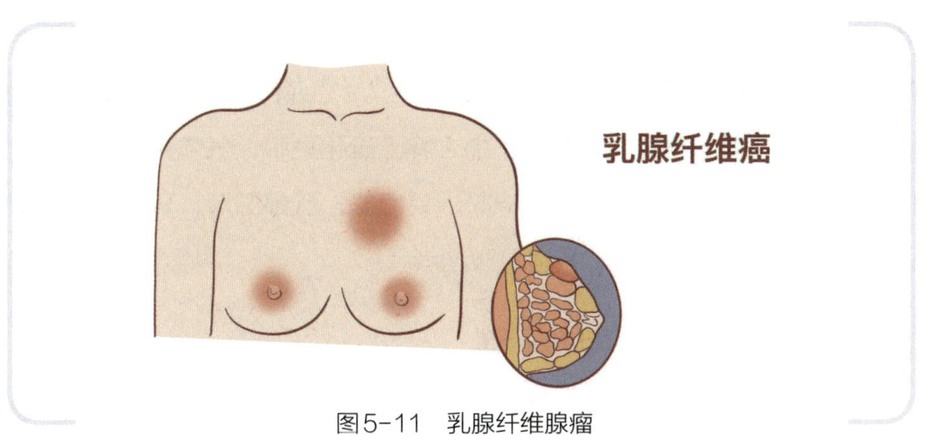


图5-11　乳腺纤维腺瘤

纤维腺瘤病程较长，多数病变缓慢增大或无变化，少数可自然消退或快速增大，纤维腺瘤癌变风险极低，癌变率为0.12%~0.30%。

## 二、乳腺纤维腺瘤的症状

乳腺纤维腺瘤主要的症状是乳房上触摸到无痛性肿块，很少伴有乳房疼痛或乳头溢液。肿块往往是无意中在洗澡时或体检中被发现。单发肿块居多，也可以是多发的，也有两侧乳房同时或先后出现肿块。多为圆形或椭圆形，大小常为1~3cm，也有更小或更大的，一般肿块边界清楚，边缘整齐，表面光滑，富有弹性，无压痛，活动度较大可以推动，与皮肤无粘连。

## 三、乳腺纤维腺瘤的发病原因

西医学认为乳腺纤维腺瘤常见于卵巢功能旺盛，雌激素水平过高，调节失衡，加之患者对雌激素反应敏感，在雌激素的长期刺激下，引起乳腺腺上皮组织和纤维组织过度增生，结构紊乱，形成肿瘤。由于乳腺纤维腺瘤与性激素分泌旺盛有关，故多发生在青年女性，月经来潮前或绝经后女性少见。

中医学中认为乳腺纤维腺瘤属中医“乳核”范畴，清代医家高秉钧《疡科心得集》：“乳中结核，形如丸卵，不疼痛，不发寒热，皮色不变，其核随喜怒消长。”认为本病有以下发病原因：①平素郁闷忧思，致肝气郁结，气痰滞结于乳络，演变为核，多见久未生育，或者成年未婚的女性。②肝肾俱虚，致使肝虚血燥，加之脾土运化失职，气郁痰滞，结为乳核，多见于中老年患者；③气滞痰凝，易愤怒，气郁湿滞，日久不解，聚积不散，发为乳核，多见于情绪易激动者。

## 四、如何诊断乳腺纤维腺瘤

典型的乳腺纤维腺瘤相对容易诊断。青少年女性，无意中或体检中发现乳房无痛性肿块1~3cm，圆形或卵圆形，与周围无粘连，活动度大，触诊有滑脱感，生长缓慢，与月经周期无关，临床可考虑为乳腺纤维腺瘤。其诊断主要依据乳房专科检查、彩色超声、乳腺X线摄影检查，确诊依靠病理学检查诊断。但对于妊娠后特别是绝经后女性，乳房发现无痛性肿块，要提高警惕，不要轻易诊断乳腺纤维腺瘤，应借助影像学检查鉴别诊断，必要时要依据病理组织学检查确诊。

## 五、如何治疗乳腺纤维腺瘤

### 1.密切观察，定期随诊

乳腺纤维腺瘤是常见的良性肿瘤，极少恶变，发展缓慢，没有症状，不影响生活和工作，可以密切观察，定期随诊。

在随访过程中发现肿瘤生长迅速时，建议结束随访观察，接受外科干预。

### 2.外科手术干预

观察过程中，如乳房自查或去医院检查，发现纤维腺瘤有增大倾向，或彩超最初显示肿块内无血流信号现可见大量血流信号，应手术切除。

乳腺纤维腺瘤患者准备怀孕之前，应进行纤维腺瘤切除术。原因有两个：一是乳腺纤维腺瘤的发生与雌激素水平升高有关，妊娠、哺乳期，随着体内激素水平的变化，可导致肿瘤体积迅速增大。二是妊娠期乳腺不宜进行手术及有创检查，哺乳期亦不适合手术。

青少年巨大纤维腺瘤（幼年性纤维腺瘤），因肿瘤生长快，体积大，对正常乳腺组织产生挤压，应考虑手术切除，手术不会对以后的妊娠、哺乳产生不良影响。有乳腺癌家族史者可考虑手术切除。

外科手术方法主要有传统切开法肿瘤切除术以及真空辅助微创旋切术。

（1）切开法肿瘤切除术。切开法肿瘤切除术是直观有效的治疗方式，适用于较大的纤维腺瘤或依据医生判断适合选择切开法的病人。

（2）真空辅助微创旋切术。可在超声或X线引导下进行，具有表皮创伤小、外形美观的特点，也是安全有效且耐受性良好的治疗方式。一次进针多次切割将肿瘤切除。切口仅0.3cm，恢复快，美学效果好。纤维腺瘤完整切除后很少复发，但可再发。该法适用于肿瘤直径不大于3cm的病人。

手术的禁忌证：有出血倾向、凝血机制障碍等造血系统疾病；妊娠期、哺乳期；有感染性疾病；乳腺较小且病灶靠近乳头、腋窝或胸壁，不易完全切除；乳腺假体植入术后。以上情况不适合进行手术。

### 3. 中医药治疗

总治则是疏肝解郁，化痰散结。一定要在正规中医师指导下，辨证处方用药。切不可听闻某一种药有效，便自行试用，特别是有些药物可能具有一定的腐蚀性和毒性，自行使用后不仅不能治病，反而会添新病。

## 六、如何预防乳腺纤维腺瘤

（1）建立良好的生活饮食习惯，避免和减少心理紧张因素，保持心情舒畅。

（2）控制高脂肪、高热量饮食的摄入，不乱服用外源性雌激素。

（3）掌握乳房自我检查方法，养成每月一次的乳房自查习惯，若发现原因不明的乳腺结节，应及时去医院诊断。积极参加乳腺癌筛查。

## 第五节 乳腺癌

乳腺癌是发生在乳腺腺上皮组织的恶性肿瘤。乳腺癌中99%为女性，男性仅占1%。目前乳腺癌已成为威胁女性身心健康的常见肿瘤。

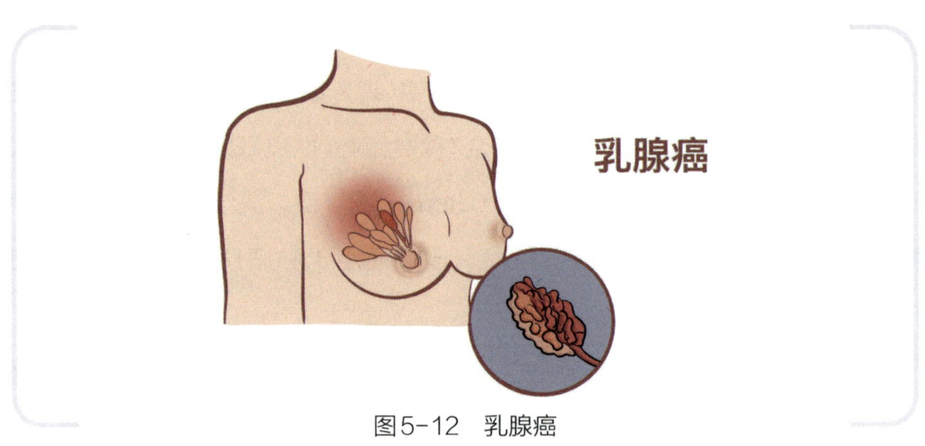


图5-12 乳腺癌

全球乳腺癌发病率自20世纪70年代末开始一直呈上升趋势，乳腺癌已成为当前社会的重大公共卫生问题。中国不是乳腺癌的高发国家，但也不容乐观，近年我国乳腺癌发病率的增长速度高出高发国家1~2个百分点。自20世纪90年代全球乳腺癌死亡率呈现出下降趋势，究其原因，一是乳腺癌筛查工作的开展，使早期病例的比例增加；二是随着乳腺癌综合治疗的开展，提高了疗效。乳腺癌已成为疗效较好的实体肿瘤之一。

### 一、乳腺癌发生的病因

乳腺癌的病因尚未完全清楚，但是可能引起发病的因素有以下几方面。

（1）年龄。在女性中，发病率随着年龄的增长而上升，在月经初潮前罕见，20岁前亦少见，但20岁以后发病率迅速上升，45~50岁发病率较高，但呈相对的平坦，绝经后发病率继续上升，到70岁左右达最高峰。死亡率也随年龄而上升，在25岁以后死亡率逐步上升，直到老年时始终保持上升趋势。

（2）遗传因素。有家族中第一级直亲家族的乳腺癌史，其乳腺癌的危险性是正常人群的2~3倍。

（3）月经。初潮年龄早于12岁者发病的危险性为年龄大于17岁者的2.2倍；绝经年龄大于55岁比小于45岁的危险性增加。

（4）第一次怀孕年龄。危险性随着初产年龄的推迟而逐渐增高，初产年龄在35岁以上的危险性高于无生育史或未曾哺乳者。

（5）其他乳房疾病。患乳腺良性疾病未及时诊治，经医院活检（活组织检查）证实患有乳腺非典型增生。

（6）外源性雌激素。在更年期长期服用雌激素。

（7）饮食。经常摄取高脂肪或高动物性脂肪，口服避孕药，长期过量饮酒。

（8）肥胖。特别是绝经后肥胖。

（9）环境。过度暴露于放射线或致癌源（例如：经常施行X线透视或放射线治疗）。

（10）携带与乳腺癌相关的突变基因。现已知的有BRCA-1、BRCA-2，还有p53、PTEN等，与这些基因突变相关的乳腺癌称为遗传性乳腺癌，占全部乳腺癌的5%~10%。

## 二、乳腺癌的症状

早期乳腺癌往往不具备典型的症状和体征，不易引起重视，常通过体检或乳腺癌筛查发现。乳腺癌的典型体征主要有以下几方面。

### 1.乳腺肿块

80%的乳腺癌患者以乳腺肿块首诊。患者常无意中发现乳腺肿块，多为单发，质硬，边缘不规则，表面欠光滑。大多数乳腺癌为无痛性肿块，仅有少数伴有不同程度的隐痛或刺痛。

### 2.皮肤改变

乳腺癌引起皮肤改变可出现多种体征，最常见的是肿瘤侵犯了连接乳腺皮肤和深层胸肌筋膜的韧带，使其缩短并失去弹性，牵拉相应部位的皮肤，出现“酒窝征”，即乳腺皮肤出现一个小凹陷，像小酒窝一样。若癌细胞阻塞了淋巴管，则会出现“橘皮样改变”，即乳腺皮肤出现许多小点状凹陷，就像橘皮一样。乳腺癌晚期，癌细胞沿淋巴管、腺管或纤维组织浸润到皮内并生长，在主癌灶周围皮肤形成散在分布的质硬结节，即所谓“皮肤卫星结节”。

### 3.乳头溢液

非妊娠期从乳头流出血液、浆液、乳汁、脓液，或停止哺乳半年以上仍有乳汁流出者，称为乳头溢液。引起乳头溢液的原因很多，常见的疾病有导管内乳头状瘤、乳腺增生、乳腺导管扩张症和乳腺癌。单侧单孔的血性溢液应进一步检查，若伴有乳腺肿块更应重视。

### 4.乳头、乳晕异常

肿瘤位于或接近乳头深部，可引起乳头回缩。肿瘤距乳头较远，乳腺内的大导管受到侵犯而短缩时，也可引起乳头回缩或抬高。乳头湿疹样癌，即乳腺Paget’s病，表现为乳头皮肤瘙痒、糜烂、破溃、结痂、脱屑，伴灼痛，以致乳头回缩。

### 5.腋窝淋巴结肿

目前临床确诊的乳腺癌患者1/3以上有腋窝淋巴结转移。初期可出现同侧腋窝淋巴结肿大，肿大的淋巴结质硬、散在、可推动。随着病情发展，淋巴结逐渐融合，并与皮肤和周围组织粘连、固定。晚期可在锁骨上和对侧腋窝摸到转移的淋巴结。

## 三、乳腺癌如何诊断

应结合患者的临床表现及病史、体格检查、影像学检查、组织病理学和细胞病理学检查（在有条件的医院），进行乳腺癌的诊断与鉴别诊断。

多数患者是自己无意中发现乳腺肿块来医院就诊的，少数患者是通过定期体检或筛查被发现乳腺肿物或可疑病变。可触及肿块可采用针吸活检或手术切除活检明确诊断。若临床摸不到肿块是靠影像学检查发现可疑病变，可借助影像学检查定位进行活检，病理学检查是乳腺癌诊断的金标准。

## 四、如何治疗乳腺癌

随着对乳腺癌生物学行为认识的不断深入，以及治疗理念的转变与更新，乳腺癌治疗进入了综合治疗时代，形成了乳腺癌局部治疗与全身治疗并重的治疗模式，医生会根据肿瘤的分期和患者的身体状况，酌情采用手术、放疗、化疗、内分泌治疗、生物靶向治疗及中医药辅助治疗等多种手段。

## 五、中医药在乳腺癌中的作用

中医中药越来越被证明有临床疗效，特别是其可以对患者机体组织器官功能起调节作用，提高患者生存质量，使综合疗效得以提高，存活时间明显延长。

（1）在手术前后的作用。研究证明，乳腺癌术后配合中医中药扶正抗癌治疗，在辨证施治的同时注意扶正固本，能保护或增强体内自然杀伤细胞的能力，促进手术创伤早日恢复，提高机体免疫功能，抑制残留的癌细胞，还能增强激素调节作用，从而达到控制复发和抑癌的作用。

（2）在放化疗时的作用。在确诊后放、化疗过程中，常常见到消化道反应、骨髓抑制、机体衰弱三组症候群。中医认为主要是由于放、化疗造成机体热毒过盛、津液受损、气血不和、肝脾失调、气血损伤和肝肾阴虚所致，因此，制定出清热解毒、生津润燥、补气养血、健脾和胃、滋补肝肾的治疗法则，可以减轻放、化疗的不良反应，并能增强疗效。

但需说明的是，使用中药一定要在专业中医师的指导下使用，千万不要听说某一种药对乳腺癌有效，便自行试用，特别是有些药物可能具有一定的腐蚀性和毒性，自行使用后不仅不能治病，反而会添新病，引起症状，甚至加重，所以，一定不可擅自使用。

## 六、如何在生活中预防乳腺癌

乳腺癌的病因尚不完全清楚，所以还没有确切的预防乳腺癌的方法。从流行病学调查分析，乳腺癌的预防可以考虑以下几个方面。

（1）建立良好的生活方式，调整好生活节奏，保持心情舒畅。

（2）坚持体育锻炼，积极参加社交活动，避免和减少精神、心理紧张因素，保持心态平和。

（3）养成良好的饮食习惯。婴幼儿时期注意营养均衡，提倡母乳喂养；儿童发育期减少摄入过量的高蛋白和低纤维饮食；青春期不要大量摄入脂肪和动物蛋白，加强身体锻炼；绝经后控制总热量的摄入，避免肥胖。平时养成不过量摄入肉类、煎蛋、黄油、奶酪、甜食等饮食习惯，少食腌、熏、炸、烤食品，增加食用新鲜蔬菜、水果、维生素、胡萝卜素、橄榄油、鱼、豆类制品等。

（4）积极治疗乳腺疾病。

（5）不乱用外源性雌激素。

（6）不长期过量饮酒。

（7）在乳腺癌高危人群中开展药物性预防。

建议女性朋友了解一些乳腺疾病的科普知识，掌握乳腺自我检查方法，养成定期乳腺自查习惯，积极参加乳腺癌筛查，防患于未然。虽然乳腺位于人体表面，诊断并不困难，但就目前我国医院统计的资料来看，早期病例仍占少数，哪些原因延误了乳腺癌的早期诊断呢。

（1）女性朋友对医学科普知识了解不够，对乳腺癌的临床特点尚不认识，日常生活中缺少对这一疾病的警惕性。

（2）早期乳腺癌大多是无痛性肿物，身体可以无任何不适，既不影响生活，也不影响工作。

（3）少数女性受陈旧观念的束缚，思想守旧，羞于查体，不愿意去医院检查乳腺。

（4）图一时的省事，方便，听信了个别人的无稽之谈，或过于迷信某个仪器的诊断，放松了警惕，不再进一步检查。

（5）有些人读过一些肿瘤的书籍或受周围人的影响，患了恐癌症，害怕自己患乳腺癌而不敢去医院检查，身陷误区，其实患不患乳腺癌不取决于去不去医院，去看医生可以排除乳腺癌，解除心理压力，一旦确诊为乳腺癌，也是早期发现，能及时治疗。

（6）生活节奏快，工作繁忙，一个个新问题出现，忙于应对，顾不上自己的身体健康，即使有不适，也没时间去医院，只是随便对付一下。

以上这些错误做法造成不少乳腺癌患者延误了早诊的时机。总之，女性朋友们一定要重视筛查的重要性，保持心情愉快，给自己一个健康的乳房、健康的身体，才会更好地享受生活给我们带来的快乐。

# 第六章 健康秘密——保持女性天使般的纯净

## 第一节 妇科炎症知多少

俗话说"十个女人九个炎"，这是真的吗？提到妇科炎症，大多数女性总会皱起眉头，妇科炎症已经成为女性的难"炎"之隐，不同年龄阶段的女性患有不同程度的妇科炎症，已婚女性发病率更高，什么才是妇科炎症呢。

### 一、妇科炎症为什么找上你

妇科炎症是女性生殖系统所有炎症疾病的统称，一般是由于细菌、病毒、真菌等侵入引发感染所导致的。常见的妇科炎症包括：外阴炎、阴道炎、宫颈炎、子宫内膜炎、输卵管炎等。之所以容易出现妇科炎症，因为女性生理结构的特殊性，女性的私处或多或少会有分泌物流出，而潮湿的环境更有利于病原微生物的生长，导致女性更容易出现感染风险。

早期的炎症不会对女性的身体和生活带来太大影响，但是如果不重视，任由其发展，炎症会因为没有得到及时治疗而演变成复杂的妇科疾病，如果要问："得了妇科炎症是一种怎样的体验？"相信大多数人的答案都很无奈，炎症好了又一次接一次复发，不知道什么时候才是个头。所以及时发现后一定要尽早治疗。

## 二、你才是自己的“保护伞”

女性的外阴阴道局部潮湿，本就容易受到污染，阴道口与尿道口、肛门邻近，而阴道口是女性内生殖器官与外界相通的开口，这就使得女性腹腔与体外存在一个潜在通道，导致女性生殖器官容易受到外界致病因素侵扰。但是，女性有自己抵御外界干扰的屏障，而且这个屏障也不是弱不禁风，这套防御系统是如何起作用的呢。

（1）第一道门。女性外阴的大、小阴唇两侧相合，像两道门一样将阴道口、尿道口遮掩起来，为防止病原体入侵把好了第一道关。

（2）第二道门。女性的盆底肌肉组织，让阴道口这道门平时都处于关闭状态，阴道前后壁的紧贴，也帮助女性自身抵挡外界的侵扰。

（3）自净作用。正常女性的阴道中寄生着一种叫阴道乳酸杆菌的细菌，它能维持阴道正常的酸性环境，正所谓适者生存，讨厌的外来入侵者会被自行消灭的。

（4）宫颈黏液栓。宫颈内口平时也处于闭合状态，这样可以阻止病原体的入侵，而且子宫颈黏膜的腺体能分泌出黏液，形成黏液栓，堵住宫颈管，像暖壶的瓶塞一般，可阻止阴道炎症向子宫扩散。

（5）月经。女性的月经是每个月子宫内膜的剥脱出血，随着子宫内膜的剥脱和经血的排出，侵入宫腔的病原体也有机会被清除。

女子当自强，女性自身的防御系统保护自己免受伤害，但是当上述屏障结构遭到破坏，防御系统可能崩溃，这就会导致致病菌的乘虚而入，所以一定要注意提高自身的免疫力，规律生活，养成良好的生活习惯。

## 三、为什么女性比男性更易患炎症

这就还是先天的区别。

（1）女性的生殖器官、腹腔与外界是相通的，这是女性生殖器官的独特之处，对于男性而言，男性的尿道与外界相通，但与盆腔、腹腔不相通。

（2）女性外阴皮肤比较娇嫩，汗腺丰富，皱褶多，隐蔽不暴露，容易滋生细菌，也容易被细菌侵袭。

（3）由于阴道口与尿道口、肛门临近，易受到尿液、粪便的污染，容易滋生病菌。

（4）如果女性在月经时卫生巾不及时更换或经期有性生活也容易导致自己生病。最后，不洁的性生活及人流、分娩等妇科手术也容易引起盆腔炎症，所以女性一定要好好爱护自己。

## 四、妇科炎症的线索——白带

在门诊，总听病人说："大夫，我觉得我的白带不太好。"白带到底是什么呢？什么情况下才是白带不好呢？我们所说的白带，是女性分泌的一种带有黏性的白色液体，是由阴道黏膜渗出物、宫颈腺体分泌物及子宫内膜腺体分泌物混合而成，分为正常白带和病理性白带。

正常的白带，无腥臭味，量多少不等，呈白色稀糊状或蛋清样，与雌激素水平高低有关，排卵期时的白带增多，清澈透明，稀薄似鸡蛋清，排卵2~3天后，白带变成混浊黏稠状，量少，对女性健康无不良影响；病理性白带为生殖道出现炎症，特别是阴道炎和宫颈炎或发生癌变时，白带的色、质、量均发生改变，因此，不要疑惑医生会为你进行白带化验，这对及时诊断治疗有重要意义。下面为大家提出一些参照，具体还应该系统就诊，切不可慌乱或病急乱投医。

（1）透明黏性白带。外观同正常白带，但量显著增多，可出现在排卵期。

（2）灰黄色、泡沫样稀薄白带。为滴虫阴道炎的特征，可伴有外阴瘙痒。

（3）豆腐渣样白带。为假丝酵母菌阴道病的特征性表现，常伴严重外阴瘙痒或灼痛。

（4）灰白色腥臭味白带。常见于细菌性阴道病，可伴有外阴轻度瘙痒。

（5）脓性白带。颜色多呈黄绿色，黏稠，且多伴有异味。可见于淋病、急性宫颈炎等感染性疾病。亦可见于阴道癌或宫颈癌伴发的感染、宫腔积脓或阴道内异物残留。

（6）血性白带。白带中混有血丝，应考虑宫颈癌、子宫内膜癌、宫颈息肉、黏膜下肌瘤等疾病。

（7）阴道持续排出淘米水样白带且有明显异味者，或阴道间断排出清澈、黄红色淘米水样白带一般不排除为恶性病变，应及时就诊。

## 五、阴道炎

### 1. 什么是阴道炎

阴道炎可以导致外阴阴道瘙痒、灼痛、刺激和异常流液的一组病症，是女性最常见的妇科疾病。中医学将女性外阴瘙痒，甚则痒痛难忍，坐卧不宁，或伴带下量多等症，称为“阴痒”；把带下的量明显增多，色、质、气味发生异常，或伴全身、局部症状者，称为带下病，尽管病因各异，但病机不外乎“虚”“湿”两方面。如因肝肾阴虚、湿热下注、湿虫滋生而致阴痒，或因外感湿邪，如经期涉水淋雨，感受寒湿，或产后胞脉空虚，摄生不洁，湿毒邪气乘虚内侵胞宫，脏腑气血功能失调产生内湿等引起带下病。

### 2. 得了阴道炎怎么办，需要做什么检查

阴道炎的检查主要包含妇科常规检查、阴道分泌物检查、阴道分泌物培养，比较常用的是妇科检查和阴道分泌物培养。

（1）妇科检查。这是女性一项比较常规的检查，可以初步筛选可能性疾病，并取分泌物标本做必要检查。

（2）阴道分泌物检查。这一检查的目的是为了检查阴道清洁度，是否有霉菌、滴虫、细菌（线索细胞、脓细胞）感染。

（3）阴道分泌物培养。培养的目的是为了判断患者是由哪种病原菌感染，为医生用药提供准确的依据，从而对症下药。

### 3. 阴道炎的家庭成员有哪些

阴道炎种类繁多，其中最常见的有细菌性阴道病、外阴阴道假丝酵母菌病、滴虫性阴道炎、需氧菌性阴道炎、老年性阴道炎、婴幼儿性阴道炎等，下面带大家详细了解一下。

（1）真的会有虫子在阴道吗——滴虫性阴道炎（TV）。滴虫性阴道炎是由阴道毛滴虫感染引起的阴道炎症。主要症状是阴道分泌物增多、外阴瘙痒，间或出现灼热、疼痛、性交痛等。会出现稀薄脓性、泡沫状、有异味，有时合并其他感染则呈黄绿色分泌物。它与多种病原体的感染、生殖道炎症、宫颈上皮内瘤变、HIV及产科并发症（如早产、胎膜早破）等有关，故需积极治疗。治疗时建议性伴侣同治，且治疗宜全身用药，避免阴道冲洗，由于滴虫性阴道炎患者再感染率很高，建议所有性活跃女性无论其性伴侣是否接受治疗，在最初治疗后3个月内都应进行复查。

（2）阴道也会发霉——外阴阴道假丝酵母菌病（VVC）。外阴阴道假丝酵母菌病，过往曾称念珠菌性阴道炎，是假丝酵母菌引起的常见外阴阴道炎症，主要表现为外阴阴道瘙痒、阴道分泌物量增多，瘙痒表现的更明显，严重者坐立不安，夜间尤甚。部分患者还有阴部灼热、性交痛等不适。阴道分泌物表现为白色豆腐渣样或凝乳状。外阴阴道假丝酵母菌病（VVC）中还有一种叫单纯性VVC，发作后药物治疗一次就好了，这种治疗起来就比较简单。还有一种叫作复杂性VVC，因为假丝酵母菌感染往往很麻烦也很顽固，让病情变得不简单，复杂性包括重度VVC、妊娠期VVC、复发性VVC、糖尿病合并VVC、免疫缺陷者VVC等，治愈比较难，常常需要巩固治疗，其中最麻烦的要数复发性VVC了，顾名思义，就是老不好、老复发的炎症。为什么会出现病情的反复呢？这是因为念珠菌很狡猾，用药后症状很快消失，但是大家一定要记得，症状消失不等于念珠菌消失，一年内VVC发作次数大于等于4次的在医学上称为复发性VVC，面对这样狡猾的对手，怎么治疗才能减少复发？规范化治疗是治愈的基础和关键，咪唑类抗真菌药是首选，包括氟康唑口服，克霉唑、咪康唑、制霉菌素的局部阴道用药等。需要提醒大家，口服药物者近期应没有生育要求，否则药物对胎儿可能会有不利影响。

（3）阴道里面也有“坏菌”——细菌性阴道病（BV）。BV是以阴道乳杆菌减少或消失，相关微生物增多为特征的临床症候群，有22%~50%的女性患病。BV不具传染性，在没有性生活的女性中极少发病。主要表现为阴道分泌物增多，稀薄伴有鱼腥臭味，可伴轻度外阴瘙痒及灼热感，性交后症状加重。若是出现此类症状，一定要及时就医，尽早用药，才能避免阴道炎反反复复发作。

（4）阴道也有年龄——老年性阴道炎（萎缩性阴道炎）。老年性阴道炎，又名萎缩性阴道炎，是一种非特异性阴道炎。主要表现为绝经前后多种原因所致的阴道局部抵抗力低下，致病菌感染所致的阴道炎症，严重时可引起阴道狭窄甚至闭锁。主要症状有阴道分泌物增多，甚至有血样或脓样白带，外阴瘙痒或灼热疼痛，检查时见阴道呈老年性改变，上皮萎缩，皱壁消失、菲薄，阴道干燥、狭窄，分泌物减少使性交困难等，严重影响患者生活质量。发生老年性阴道炎时不要因为外阴瘙痒而用热水烫洗外阴，虽然这样做虽能暂时缓解外阴瘙痒，但会使外阴皮肤干燥粗糙，之后不久瘙痒会更明显。清洗外阴时宜使用弱酸配方的女性护理液，应每日换洗内裤，内裤选择纯棉材质，宽松舒适。外阴出现不适时不要乱用药物，因为引起老年性阴道炎的细菌多为大肠杆菌、葡萄球菌等，因此不要乱用治疗霉菌或滴虫的药物，一旦自觉阴道不适，应及时去正规医院检查，排除其他疾病后以补充雌激素、增强阴道抵抗力为主，具体的补充方式、使用途径、操作方法等要在医生的指导下进行，才能保证安全有效的用药。

### 4.敲黑板，划重点，千万不可乱用药

误区一：大量使用抗生素。大多数妇科药品含有甲硝唑、克霉唑类抗生素，过多使用这类药品的直接后果就是使病菌产生耐药性，破坏阴道菌群间的制约关系，导致真菌生长旺盛，治疗周期不断延长，不断增加药品剂量，疾病得不到有效治疗。

误区二：症状减轻即停药。按照多数人的习惯，疾病好不好都以症状作为参考，症状没了，疾病就好了，药也不用再吃了。殊不知，对于一些慢性炎症来说，症状的减轻不代表疾病的痊愈。若随意停药往往会引起疾病反复发作。在治疗期间应严格按疗程用药，切不可随意停药。

误区三：盲目的清洗。使用肥皂、高锰酸钾、食用盐、白醋加水稀释后清洗下身的女性不在少数，很大一部分阴道炎患者是清洁方法不当造成的。女性阴道为酸性环境，有自净作用，长期用肥皂、药物、自认为具有消毒作用的厨房调料清洗下身，会杀死对身体有益的阴道杆菌，造成菌群紊乱，使局部抵抗能力下降，增加感染机会。

误区四：治疗方法不对。不分病因，随意购买阴道栓剂进行治疗是错误的做法，切不可图省事，抱有一颗栓剂打天下的想法。

误区五：很多女性网购或者在美容院的欺骗下使用一些具有使外阴及阴道黏膜变粉、紧致有弹性的三无产品。其实，青春期后女性的私处就比正常皮肤黑，肤色的深浅取决于黑素细胞的数量，进入青春期后，性激素水平上升，会阴部的黑素细胞比其他地方多得多，受到的影响当然也大得多，所以会出现明显的色素沉着，导致会阴部变黑，这是正常生理变化，人人都是如此，切勿听信谣言，既没有达到理想的效果还重伤了钱包。

### 5.中医学放光芒——阴道炎的中医治疗

白带多、下身总是湿湿黏黏的不清爽、颜色发黄、像有脓一样、痒、痛、肿都是阴道炎常见症状，除了检查病原体，阴道塞药以外，中医药在

治疗这些问题上有妙招。

（1）中药熏蒸、外敷。针对外阴肿胀、疼痛、瘙痒可是大有好处，清清凉凉的中药贴敷在外阴局部，立即起到局部降温、镇痛、消肿、清凉舒爽的效果，并且中药熏蒸可以舒适地坐着进行。

（2）中药阴道冲洗。一定要在医生的指导下开具处方，再由专人进行冲洗，切忌自己乱用药，否则既不能治疗阴道炎，反而会破坏阴道微环境，若引起其他病变就得不偿失了。

（3）中药阴道纳药。用中药研成细末或制成栓剂、胶囊、膏剂等，纳入阴道以达到治疗目的。常用一些清热解毒的药物，现在也有很多临床疗效很好的中成药制剂，但一定要在医生的指导下应用。

（4）中药口服。对于阴道炎总是反反复复、缠绵难愈的朋友，要考虑“正气不足”，才导致“久治不愈、病邪留恋”，是该口服中药调理身体的时候了。健脾利湿、补肾温阳的中药不但能让你食欲好、睡得安、腰不疼，腿不软，还能保证带下适中，阴部轻轻爽爽，标本兼顾，一举两得。

此处选择红核妇洁洗液为代表来介绍中医治疗霉菌性阴道炎和非特异性阴道炎的方法。

（1）方剂渊源。《本草纲目》中记载山楂核“味和平、性平，消食化积，破气化痰，主瘘疮、祛痰热，核有功力，不可去也”。

（2）方剂组成。红核妇洁洗液由山楂核1味中药材为原料，经干馏等现代制备工艺精制而成。

（3）方解。由山楂核1味中药材为原料，可解毒祛湿，杀虫止痒。用于湿毒下注之阴痒、带下以及霉菌性阴道炎和非特异性阴道炎。

（4）功效及主治。红核妇洁洗液中的主要化学成分有酚类、醛类、呋喃–乙醇类、酮类、有机酸类等化合物，具有解毒祛湿，杀虫止痒的功效，可迅速抑制和杀灭常见泌尿生殖道细菌和皮肤浅部真菌，体内、外药效学试验表明，本品有一定的抑制白色念珠菌生长的作用，体外试验有一定的抑制细菌生长作用，是治疗霉菌性阴道炎和非特异性阴道炎的有效药物。红核妇洁洗液为酸性药液（pH=3.5），维护女性阴道内弱酸性环境，有利于阴道内正常菌群的生长，增加机体抵抗力，有助于恢复阴道天然抗菌屏障。临床实例证明红核妇洁洗液具有天然、安全、高效的特点，药液无刺激性、无耐药性，也是孕妇可用的天然中药干馏液理想药物，具有广谱抑菌作用，止痒效果明显，并能调节阴道菌群平衡及改善阴道微生态环境，促进上皮再生、促进组织愈合。

湿热毒邪下注是常见的妇科炎症病因。此处选择康复炎胶囊来介绍中医治疗妇科炎症方法。

（1）方剂渊源。本方由薏苡附子败酱散合二妙散加减化裁而成。薏苡附子败酱散出自张仲景《金匮要略》中“肠痈之为病，其身甲错，腹皮急，按之濡，如肿状，腹无积聚，身无热，脉数，此为肠内有痈脓，薏苡附子败酱散主之”。《本草纲目》言：“败酱，善排脓破血，故仲景治痈及古方妇人科皆用之。”《本草正义》中认为败酱“能清热泄结，利水消肿，破瘀排脓”。

（2）方剂组成。蒲公英、败酱草、薏苡仁、赤芍、苍术、当归、川芎、香附、延胡索（制）、泽泻、白花蛇舌草。

（3）方解。康妇炎胶囊具有清热解毒、除湿止带的作用。方中苍术、蒲公英清热解毒、燥湿健脾，为君药；薏苡仁、白花蛇舌草清热解毒，泽泻利水渗湿，川芎、香附疏肝理气、活血止痛，为臣药；泽泻、败酱草、赤芍、延胡素、当归清热解毒、祛瘀止痛，为佐药；川芎通行血脉、疏肝活血，为使药。

临床研究发现，康复炎胶囊联合抗生素治疗盆腔炎性疾病能够改善盆腔炎性疾病症状。康复炎胶囊联合左氧氟沙星、甲硝唑治疗妇科疾病盆腔炎以及人工流产后患者的预防治疗，能够有效促进受创子宫内膜的修复和愈合，防止子宫内膜粘连及宫腔狭窄；联合中药能改善和促进盆腔的血液循环，使子宫内膜能正常增长和分泌，促进经期子宫内膜的脱落，平衡阴道中的菌群，增强免疫力，减少患者盆腔炎的发生。

（4）功效及主治。清热解毒，化瘀行滞，除湿止带。用于月经不调、痛经、附件炎、阴道炎、子宫内膜炎及盆腔炎等妇科炎症。症见：下腹胀坠、腰骶酸痛等。注：孕妇禁用。

### 6. 防“炎”之心不可无

俗话说得好，防“炎”之心不可无，要想做到不被炎症侵扰，预防工作尤其重要。

（1）定期检查，有利于患者早发现、早诊断、早治疗。

（2）不乱用抗生素，要在医生指导下合理用药。

（3）锻炼身体，增强自身免疫力，作息时间要规律，不要熬夜。

（4）避免吸烟。

（5）注意清洁方式。

女性在日常的清洁中应“点到为止”，可以用清水或弱酸性外洗液冲洗外阴，勤换内裤即可。不宜使用碱性过强的洗液来清洗私处，更不宜每天冲洗阴道，以免破坏阴道的正常菌群诱发阴道炎。女性外阴与肛门靠得比较近，肛周容易带有粪渍，含有不少大肠杆菌等致病菌。如果清洗外阴时应先洗阴部再清洁肛门部。在月经期间不能坐浴，月经期间，子宫内膜的脱落导致阴道出血，且人的抵抗力较平时下降，更容易感染致病菌。坐浴时，浴水有可能会进入阴道当中，诱发阴道炎。因此，经期应尽量选择淋浴。还要注意性生活的卫生。另外，在饮食方面尽量清淡，少吃辛辣刺激食物。要减少人工流产等手术、宫腔内操作，糖尿病患者应积极控制血糖。

总之，健康的生活习惯很重要，最重要的还是对阴道炎有一个正确的认识，它并不可怕，只要找到正确的方法，就可以“攻克”它。

## 六、问题聚焦

### 1.做妇科检查前的注意事项

（1）妇科检查并不是一定要固定每年检查，但是一旦感到阴部瘙痒、下腹部疼痛、阴道不规则出血、白带异常等不适都应该及时去医院，也一定要选择正规医院或体检中心。

（2）检查时间避开经期，但如果是因为异常的出血来就医，那还是需要进行妇科检查的。

（3）检查前一天晚上不要使用任何阴道药物，药物会影响化验样本，覆盖异常细胞，影响检查结果。

（4）检查前3天勿同房，避免各种各样的因素影响检查结果。

（5）检查前保持饮食清淡，不可过度清洗阴道，日常用温水清洁外阴即可。

（6）检查时尽量穿宽松、便捷的衣服。

### 2.教你看懂白带化验单

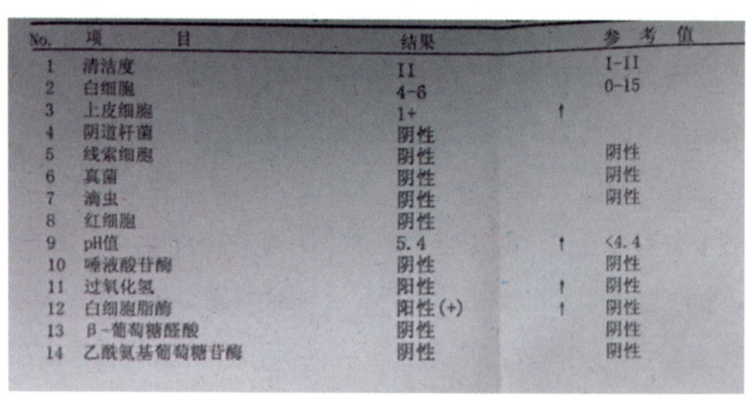

| No. | 项目 | 结果 | | 参考值 |
|---|---|---|---|---|
| 1 | 清洁度 | II | | I-II |
| 2 | 白细胞 | 4-6 | | 0-15 |
| 3 | 上皮细胞 | 1+ | ↑ | |
| 4 | 阴道杆菌 | 阴性 | | |
| 5 | 线索细胞 | 阴性 | | 阴性 |
| 6 | 真菌 | 阴性 | | 阴性 |
| 7 | 滴虫 | 阴性 | | 阴性 |
| 8 | 红细胞 | 阴性 | | |
| 9 | pH值 | 5.4 | ↑ | <4.4 |
| 10 | 唾液酸苷酶 | 阴性 | | 阴性 |
| 11 | 过氧化氢 | 阳性 | ↑ | 阴性 |
| 12 | 白细胞脂酶 | 阳性(+) | ↑ | 阴性 |
| 13 | β-葡萄糖醛酸 | 阴性 | | 阴性 |
| 14 | 乙酰氨基葡萄糖苷酶 | 阴性 | | 阴性 |

图6-1　白带化验单

（1）pH。pH是指阴道的酸碱度。由于有乳酸菌的存在，女性阴道酸碱度的正常范围在3.8~4.5，为酸性环境。如果弱酸平衡被打破，pH升高，容易得妇科疾病。也就是说，如果pH较高，可能预示着有炎症的发生。如患有滴虫性或细菌性阴道炎时，pH可大于5。

（2）清洁度。通过白带清洁度可以判断阴道的清洁度，是检测阴道炎症的重要指标，一般分为4度。清洁度为Ⅲ或Ⅳ度，伴随有白带多、外阴痒等特殊不适，则需要及时治疗。

表6-1 白带清洁度

| | | |
|---|---|---|
| Ⅰ度 | 显微镜下见到大量阴道上皮细胞和大量阴道杆菌 | 属正常 |
| Ⅱ度 | 显微镜下见有阴道上皮细胞，有部分阴道杆菌，可有少许杂菌或脓细胞 | 属正常 |
| Ⅲ度 | 显微镜下见有少量阴道杆菌，有大量脓细胞与杂菌 | 可能有炎症 |
| Ⅳ度 | 镜下未见到阴道杆菌，除少量上皮细胞外主要是脓细胞与杂菌 | 阴道炎症较重 |

（3）真菌。如果报告单显示“+”或“孢子”，说明存在真菌感染，对我们的健康可造成不同程度的影响，会造成外阴瘙痒，分泌物呈豆腐渣样，影响性欲，影响受孕，严重者可影响正常生活，需要及时治疗。

（4）滴虫。如果报告单显示“+”，说明阴道有滴虫感染。感染滴虫会造成白带增多、外阴瘙痒，影响正常生活。滴虫如果长期存在于阴道内会损伤宫颈，导致宫颈长期处于炎症状态，甚至有肿瘤的风险。

（5）线索细胞。是细菌性阴道病的最敏感最特异的体征，临床医生根据胺试验阳性及有线索细胞即可做出细菌性阴道病的诊断。

（6）需氧型阴道炎。若出现B族链球菌、葡萄球菌、大肠埃希菌、金黄色葡萄球菌、粪肠球菌、咽峡炎链球菌、肺炎克雷伯菌等“+”，提示有需氧菌性阴道炎。

（7）细胞溶解性阴道病（CV）。乳杆菌是正常的阴道菌群，但如果乳杆菌过度增多则会引起本病。表现为外阴瘙痒、阴道烧灼样不适，有黏稠或稀薄的白色干酪样分泌物，但是切不可和VVC混淆，需及时就诊。

### 3.没有性生活，也会得妇科炎症

没有性生活依然可以得阴道炎，是不是觉得难以置信，有一些炎症是与性接触关系不大的，比如外阴阴道假丝酵母菌（真菌的一种）病，女性的阴道内平时就有假丝酵母菌存在，菌量极少，并不会引起症状，当全身或阴道局部免疫力下降后，该细菌大量繁殖，才引起症状。

所以阴道炎并不是有过性生活后才会患病，年轻女性一样要重视个人卫生，锻炼身体提高免疫力，真的患病时，也要及时检查，明确病因，规范治疗，绝对不要因为害羞，盲目购买药物或者洗剂，这样不仅不能治病，还有可能会加重病情。

### 4.妇科炎症反复发作，跟另一半有关吗

确实，有一些妇科疾病的源头可能是你的另一半，就拿常见的阴道炎来说，不洁的性生活也是诱因的一种，男人的指甲、包皮都是藏污纳垢的地方，如果男方习惯留指甲，在与妻子亲热前又没有洗手的习惯，或者性生活前不清洗下身，妻子同房后也懒于排尿或清洗，就容易患阴道炎。所以，健康需要双方的共同努力。

怀孕时是女性身体状况较弱的时候，许多细菌都会乘虚而入，从而导致妇科炎症的频发，而阴道炎就是女性孕期最常见的妇科病之一，孕期的女性要更加重视阴道炎的预防与治疗。

### 5.当孕期撞上阴道炎，孕妈妈应该怎么办

孕妈妈们由于激素的作用，阴道的分泌物增多，外阴潮湿，很容易滋生细菌，加之孕妇抵抗力下降，于是各种妇科炎症便容易缠上“准妈妈”们。

孕期最常见的妇科炎症当属各种阴道炎了，包括霉菌性阴道炎、滴虫性阴道炎、细菌性阴道病等。部分女性因为担心孕期用药影响小儿而不敢使用药物治疗，延误了病情导致病菌继续上行感染，引起流产、早产、产褥感染及新生儿感染等不良后果。怀孕时一旦查出阴道炎，应立即就医治疗，现在的用药及治疗方案已经较为成熟、安全，孕妈妈们可以放心遵医嘱使用。

### 6. 阴道炎能导致不孕吗

当女性患阴道炎时，由于阴道内环境改变，不利于精子的成活，会影响精子的活动力和穿透力，减少进入宫颈和子宫腔内精子的数量；精子的死亡和精子抗原释放，会促进阴道内抗精子抗体生成，直接影响精子成活率、活力、穿透力；阴道炎时的细菌和病毒内毒素可诱生成一氧化氮（NO），NO可杀灭精子和抑制精子的活动力而导致不孕；此外，由于交叉感染，男方会因感染而引起尿道炎、前列腺炎、附睾炎，直接影响精子的质量，降低受孕率，甚至不孕。

## 第二节　宫颈炎

你可能会经常听到周围的女性朋友们说“宫颈糜烂”这个词，或是妇科检查的医生告诉你，你的宫颈有糜烂样改变，听到“糜烂”二字大脑里立马闪现了宫颈烂了在出血的画面，顿时我们心生恐惧，觉得自己病得很重，但又有人告诉你不用担心，宫颈糜烂不是病，不需要去治疗，那“宫颈糜烂”到底是不是病？到底需不需要治疗？这成了现代很多女性的一个疑问，现在让我来为你解答。

想要知道宫颈糜烂是不是病，首先我们需要认识一下宫颈炎，宫颈炎，顾名思义就是宫颈的炎症，从发生的部位来讲包括宫颈阴道部炎症及宫颈管黏膜的炎症；从发病的急缓又分为“急性宫颈炎”“慢性宫颈炎”。

### 一、宫颈为什么会发炎

宫颈管黏膜上皮为单层上皮（柱状上皮），势单力薄，抗感染能力较差，导致宫颈容易受感染发生炎症。当性生活不洁、过频，或人工流产、分娩等损伤宫颈，此时宫颈防御力低下，若有坏人（病原体）再乘机侵袭宫颈，“屋漏偏逢连夜雨”就会形成急性宫颈炎，若急性宫颈炎未及时诊治，炎症迁延或病原体持续存在，即可发展为慢性宫颈炎。

这些侵袭宫颈的坏人包括：①外来“入侵”者，如性传播的病原体，淋病奈瑟菌、沙眼衣原体；或是单纯疱疹病毒和人乳头病毒也是引起慢性宫颈炎的因素；②本身寄居在阴道内的“土著”居民，可能与细菌性阴道病病原体、生殖支原体感染有关；③也有一些不明病原体感染。

## 二、宫颈炎的表现

### 1. 急性宫颈炎的表现

好好的宫颈突然发炎了，如同大部分的急性炎症一样离不开“红、肿、热、痛、功能异常”几个问题。

（1）“红”。炎症释放某些炎性物质作用于宫颈，使宫颈血流量增加，即充血，原本粉红色的宫颈变得像害羞少女的脸蛋一样红红的。

（2）“肿”。在血流增多的基础上进一步出现组织液体渗出水肿，使宫颈体积变大。

（3）“热”。宫颈血流增加，代谢增快，产生一些致热因子，故阴道、外阴感觉灼热，甚至有烧灼感。

（4）“痛”。宫颈炎症常常与阴道、外阴炎症同时发生，炎症组织水肿渗出，体积增加，压迫神经出现疼痛。

（5）“功能异常”。白带明显增多，颜色变得发黄，像流脓一样，有时候还有明显的异味，当这些脓性分泌物流出阴道后，刺激外阴，就会有瘙痒、烧灼感。

此外，宫颈炎症严重时还可能出现小便不舒服，没喝多少水，还不停地上厕所，每次排尿一点点，尿道钻心的痛。还有的时候，在宫颈发生急性炎症的时候同房，会有出血和腹痛的情况出现。

### 2. 慢性宫颈炎的表现

慢性宫颈炎不同于急性宫颈炎，大多数无症状表现，少部分可表现为持续存在或反复出现的白带增多、外阴阴道瘙痒等阴道炎表现，或出现同房后出血、两次月经中间出血等。慢性宫颈炎常常通过妇科检查时发现，常表现为：宫颈腺体囊肿、宫颈息肉、宫颈糜烂样改变、宫颈肥大等。

## 三、宫颈炎怎么治疗

### 1. 急性宫颈炎的治疗

既然是“发炎”了，就要本着“谁的责任谁负责”的原则追究到底。治疗时先遏制炎症的苗头，抗击炎症的“精英部队”可是要靠病原体培养后的敏感抗生素了，如淋病奈瑟菌感染常用第三代头孢菌素、喹诺酮类及大观霉素治疗，应大剂量、单次给药；沙眼衣原体感染应用四环素类、红霉素类及喹诺酮类药物治疗；以上两种病原体感染时应同时对性伴侣进行相应检查及治疗。千万不可眉毛胡子一把抓，全面打击，盲目用药，否则本来要消灭的“小强”非但没被打垮，反倒是“殃及池鱼”，把其他微生物的平衡打乱了。

当合并有阴道炎症时，同时治疗阴道炎症。此外可以配合清热解毒祛湿的中药口服，或用中药阴道灌洗、中药熏蒸、中药熏洗、中药坐浴、针灸疗法、穴位贴敷等。

### 2. 治疗慢性宫颈炎

慢性宫颈炎多为急性宫颈炎未予治疗或治疗不及时、不彻底，病原体隐藏于宫颈管黏膜内形成慢性炎症，慢性宫颈炎治疗不同于急性宫颈炎，以局部治疗为主要方法，可以采用药物、手术和物理治疗的方法。针对不同炎症表现选用不同的方法。

（1）宫颈上的“青春痘”。即宫颈腺体囊肿，又称宫颈纳囊，是突出于宫颈表面的青白色小囊泡，就像光滑的皮肤上长了几个大小不一的“青春痘”。其实这个“痘”并没有什么神秘和可怕，很多人一听是囊肿，就觉得要动刀子切掉，其实不然。这个囊肿既不会影响“美观”，也不会引起病变，刺破它的时候里面包裹的就是黏液。若宫颈青春痘过大，或合并感染则需要治疗，可选用激光或微波治疗。是否需要治疗要由专业医生检查评估，不要盲目听信广告或过度治疗。

（2）宫颈的小吊坠。在慢性炎症的长期刺激下，宫颈管组织增生，形成小舌状、米粒样单个或多个息肉，由于子宫的排异作用，这些息肉向宫颈外口突出，就形成了像装饰宫颈的小吊坠一样。这些小吊坠有可能在月经结束会自行缩回宫颈管，或下次月经前又出现在宫颈口，可表现不规则点滴出血，或同房后少量出血，亦可表现为白带色黄，有异味或是白带中夹有血丝。这些宫颈小吊坠虽然看似小，但是有恶变可能，需行摘除，摘除后应送病理组织学检查。有时吊坠的根部较深，位于宫颈管内，需行宫腔镜下宫颈息肉电切术，此外宫颈息肉摘除后有复发的可能性。

（3）宫颈肥大。宫颈肥大，就是宫颈在体积上变大，变肥胖，是因慢性炎症长期刺激而引起宫颈充血、水肿，腺体和间质增生使宫颈呈不同程度的肥大。你是不是有疑问，自己肥胖了可通过减肥让身体瘦下来，那宫颈肥胖了我们是不是也得让它瘦下来？不、不、不，宫颈肥大一般无须治疗。但有种特殊情况，内生性宫颈癌也可表现为宫颈肥大，故对于肥大的宫颈我们还需进一步做一个宫颈细胞学的检查来排除宫颈的病变，如果细胞学检查没有问题就不用担心了，不要盲目认为宫颈肥大了就是宫颈癌了。

（4）宫颈糜烂。平时大家口头常说的“宫颈糜烂”，实际医学称为“宫颈柱状上皮异位”。这种异位可能是雌激素作用下的正常生理表现，也可能是宫颈病变的异常病理表现。正常生理性的柱状上皮异位是在雌激素的作用下原本在子宫颈管内的柱状上皮外移至子宫颈阴道部，这种异位肉眼所见为宫颈表面红色，底部呈细颗粒样改变，故称为“宫颈糜烂”。但慢性子宫颈炎症、子宫颈鳞状上皮内病变及早期子宫颈癌也可使子宫颈呈红色的糜烂样改变，即发生病理性的柱状上皮异位。因此对于宫颈糜烂样改变我们需进行子宫颈细胞学检查或HPV检测，必要时行阴道镜及活组织检查以排除宫颈上皮内病变或宫颈癌。当检查排除了宫颈上皮病变及宫颈癌后，确诊为炎性的宫颈糜烂，无症状者可不做处理；对于宫颈分泌物增多、不规则出血、同房后出血者，可宫颈局部药物治疗；对于有接触性出血、且反复药物治疗无效者，可考虑物理治疗，物理治疗适用于糜烂面积较大、炎症浸润较深的情况，冷冻、激光和聚焦超声等是主要的物理治疗方法，治疗疗程短，在月经干净后的3~7天就可以进行。但激光治疗有引起术后宫颈管狭窄、不孕的风险，因此年轻或尚未生育的女性应慎重选择物理治疗。

慢性宫颈炎可并发盆腔炎症、不孕和宫颈癌变等，影响女性正常生活。因此，对慢性宫颈炎进行及时合理的治疗十分必要，早期治疗且按时复查，治疗效果将大大提高。由于治疗方法较多，根据具体情况应该选择不同的治疗方法。

## 四、问题聚焦

（1）宫颈息肉没有症状可以不摘除吗。宫颈息肉是在慢性炎症的长期刺激下，宫颈管组织增生，在宫颈局部形成的赘生物，可表现为不规则点滴出血，或同房后少量出血，亦可表现为白带色黄、有异味或是白带中夹有血丝，也有部分宫颈息肉没有临床症状，在做妇科检查时发现宫颈息肉虽然看似小，但是有恶变可能，需行摘除，摘除后应送病理组织学检查以排除恶性病变。

（2）宫颈糜烂需不需要用药。宫颈糜烂可以是雌激素作用下的正常生理情况，也可能是宫颈病变的异常病理表现。发现宫颈糜烂需要根据临床表现由专业医生进行评估。首先，需完善宫颈防癌（HPV、TCT）检查排除宫颈上皮病变；其次，有临床表现如宫颈分泌物增多、不规则出血、同房后出血者，可宫颈局部药物治疗，药物治疗不佳可考虑物理治疗；最后，对无症状宫颈糜烂，每年完善宫颈防癌（HPV、TCT）检查排除宫颈病变后可不做处理。

（3）如何预防宫颈炎的发生。宫颈炎性疾病的发生与日常生活习惯密切相关，应该如何预防宫颈炎的发生呢。①注意个人卫生，保持性生活清洁，勤洗澡，勤换内裤，每日用温水清洗外阴，性生活前双方清洗，性生活时正确使用避孕套，固定性伴侣；②注意经期卫生，由于经期宫颈管呈开放状态，此时病菌易侵入宫颈管而发生炎症，在月经期间应注意卫生，使用合格护垫，注意休息，经期禁止游泳、性生活；③注意公共场所卫生，避免公共场所交叉感染，如公共浴池、泳池、旅店、公厕等；④增强个人体质，运动锻炼，提高个人抵抗疾病能力；⑤定期行妇科体检，发现阴道炎、宫颈炎时要及时治疗。

## 第三节　盆腔内的“磨人精”——盆腔炎

你知道吗？其实每位女性身体里都有一个神秘的“聚宝盆”，那就是盆腔。盆腔位于下腹部骨盆内，是女性内生殖器官及其周围组织的统称。盆腔内承载着与人体消化、泌尿和生殖系统息息相关的宝贝器官。这个“聚宝盆”是很娇贵的，倘若不好好呵护，很容易诱发一种难缠的妇科疾病——盆腔炎，它的影响不容小觑，已有不少女性深受其害，盆腔炎症发作时苦不堪言，用药后起效，停药稍不注意又反复。挥之不去的难“炎”之隐让人不能畅快的生活，也成了很多女性朋友要长期抗衡的“敌人”。今天让我们一起会一会这“磨人精”。

### 一、什么是盆腔炎

想了解盆腔炎，首先我们要认识盆腔。盆腔中包含了生命之源——卵巢，生命的鹊桥——输卵管，以及胎儿的摇篮——子宫这些重要的生殖器官，还有盆腔里的保护伞——腹膜和子宫周围的其他组织，这些器官、组织发炎了就叫作盆腔炎。盆腔炎其实是一组女性上生殖道感染性疾病的总称，包括子宫内膜炎、输卵管炎、输卵管卵巢脓肿、盆腔腹膜炎等。

## 二、盆腔炎是如何搞破坏的

根据发病过程及临床表现，盆腔炎可分为急性和慢性。慢性盆腔炎在医学上又称为盆腔炎性后遗症。

想知道它究竟是如何搞破坏的吗？了解以下症状可帮你早期识别。

### 1. 肚子痛

小肚子坠胀、疼痛，腰酸痛，有时还有肛门下坠感，通常在劳累或同房后加重。

### 2. 白带多又有异味

私处分泌物异常增多，时而脓性，时而豆腐渣样，异味明显。

### 3. 月经紊乱

与以往正常相比较月经量增多，经期延长，同时伴有痛经的表现。更有甚者“大姨妈”变成不速之客，在非月经期也不按常理的自由造访，时有时无，来去无常。

### 4. 浑身不舒服

发热、头痛、食欲不振甚至神经衰弱找上门，有时还会有腹泻、尿频、尿急、小便涩痛等全身表现。

## 三、小心盆腔炎发大招

### 1. 怀不上、保不住、宫外孕

盆腔炎若不及时治疗，会导致盆腔广泛粘连、输卵管阻塞等问题。精子和卵子本该在输卵管的“鹊桥”上相会，结果路堵了，鹊桥成断桥，所以不能怀孕。再或者这一对苦命鸳鸯好不容易见了面，结合出爱情的结晶——受精卵。因盆腔的广泛粘连使得受精卵宝宝无法顺利回到自己的宫殿，最后就成了宫外孕。或历经千辛万苦，受精卵宝宝很争气地找到了自己的家，但在炎症的影响和打击下，后续也是很难站稳脚跟，流产的概率比较高。

2.“召唤”并发症

盆腔炎容易反复，甚至进一步发展引起弥漫性腹膜炎、败血症、感染性休克等，严重者可危及生命。

## 四、导致盆腔炎发生的“导火索”是什么

盆腔炎这场“恶战”的发生主要是因为“外有强敌，内有卧底”。导火索通常多是在“外敌”入侵大肆破坏内生殖器官后，余波未平，“卧底”趁机作乱从而导致盆腔炎，内忧外患，不容乐观。

女性阴道里本身寄居着大量的微生物，其中最重要的一类叫阴道乳杆菌的细菌。它们努力工作生产乳酸，保持阴道的酸性环境，起着抑菌防御的作用。

但是在阴道微生物这群常驻居民中，也是有“卧底”的。它们本身就是有害菌，只是因为酸性环境的抑制，数量不多，难成气候，无法“作妖”。代表人物有金黄色葡萄球菌、链球菌等。

“外敌”则是指外源性病原体，主要为性传播疾病的病原体。代表人物有沙眼衣原体、淋病奈瑟菌、支原体等。

具体有以下几种情况易诱发盆腔炎。

1.生活卫生问题

舍不得你的脏内裤，做不到一日一洗一换，又或者偷懒，每日使用护垫，日常亲密生活前后不注意清洁“小弟弟”“小妹妹”，经期使用了不洁的卫生巾或卫生纸，或自作主张冲洗阴道等都会给“外敌”侵入提供可乘之机。

### 2. 宫腔手术操作

如放环及取环手术、人流术、输卵管通液术、子宫输卵管造影术、宫腔镜检查等，这些手术操作稍有不严谨可能会导致生殖道黏膜损伤、出血。生殖道内平衡被破坏，“卧底”趁机作乱。

### 3. 产后或流产后

女性产后或流产后，体质虚弱，门户（宫颈口）尚未完全关闭，“外敌”极易攻入城池，造成内生殖器官的感染。

### 4. 不良性生活

（1）过早尝试禁果。初次性生活年龄过小，一般指小于18周岁的女性，此时性器官未发育成熟，自身防御技能较差，过早性生活容易造成生殖器损伤而感染。

（2）男朋友众多应接不暇。有过多的性伴侣和过于频繁的性生活，特别是一些“来路不明”的性伴侣还可能携带有性传播疾病。

（3）经期“闯红灯”。月经期女性宫颈口较非经期开口更大，且抵抗力会相对下降，若此时同房，“外敌”容易进入子宫发生炎症，造成生殖系统感染引起盆腔炎，甚至后期导致宫腔或附件粘连最终影响怀孕。

（4）邻近器官炎症直接蔓延。“城门失火，殃及池鱼”，邻近器官的炎症如阑尾炎、腹膜炎、膀胱炎、阴道炎等直接蔓延也是导致盆腔炎的原因。

（5）盆腔炎疾病再次急性发作。“麻绳专挑细处断”，盆腔炎性疾病所致的盆腔广泛粘连、输卵管损伤、输卵管防御能力下降，很容易再次感染，导致炎症急性发作。

## 五、难以甩掉的“磨人精”是怎么感染上的

一般来说，女性的生殖系统是有自我防御能力的，能够抵御细菌及一些病原体的入侵。条条大路通“盆腔”，病原体又是如何进入女性生殖器

官，引起盆腔炎的呢。

### 1. 沿生殖道黏膜逆行感染

这是盆腔炎最常见的感染途径。由于女性生理解剖特征，盆腔经生殖道与外界直接相通。当然，为了防止病原体入侵，女性生殖道天然有森严的免疫侍卫防守，层层狙击，但这也不能确保没有“漏网之鱼”，在机体免疫力下降、生殖道局部免疫体系被破坏时，“外敌”才有可能“乘虚而入”。病原体逆行向上经外阴、阴道、宫颈、宫腔、输卵管，最后到达盆腔，引起各种病理类型的盆腔炎。

### 2. 经淋巴系统蔓延

这是产褥感染、流产后感染及放置宫内节育器后感染的主要途径。淋巴系统是人体重要的防御系统，盆腔淋巴体系是机体最丰富、最复杂的淋巴体系之一，不仅负责“管辖”内生殖器官，同时也涉及外阴和下肢，影响直肠和膀胱，各个淋巴组织、淋巴网又是环环相扣，互相交通的。因此，即便是下肢一个小小的皮肤浅表感染，也有可能通过淋巴网络蔓延至盆腔。当外阴、阴道、宫颈及子宫体等部位有创伤和感染时，病原体可以经附近的淋巴管侵入盆腔结缔组织及内生殖器其他部分，导致蔓延感染。

### 3. 经血液循环传播

由于机体其他部位的感染，病原体可以经血流途径转移到生殖器官。典型的例子就是肺结核引起的结核性盆腔炎，肺部感染灶内的结核杆菌，可以经血液循环感染生殖道。

### 4. 直接蔓延

腹腔内其他脏器感染后直接蔓延到内生殖器。常见的例子是阑尾炎导致的盆腔炎。

## 六、子宫内膜炎之“战”的独白

子宫，位于盆腔中央，像一个倒挂的梨，是宝宝在妈妈体内的家。若横向切开子宫壁，可分为3层，由外向内分别是浆膜层、肌层和内膜层。浆膜层，主要由结缔组织组成，对子宫起到支撑和保护作用；肌层，主要由平滑肌组成，子宫的收缩、舒张全靠它；子宫内膜炎之“战”的主角是内膜层，主要由腺体、血管及结缔组织等组成，能够分泌黏液，同时还与月经、怀孕密切相关。

如此重要的子宫内膜发炎了，病原体入侵，免疫“侍卫”首当其冲出来“镇压”。“枪林弹雨”，免疫“侍卫”在剿灭病原体时，会释放出许多炎症因子，如果炎症因子刺激到神经，就会出现下腹痛。如果病原体太强，正不胜邪，免疫“侍卫”一时无法取胜，身体就会通过升温来提高战斗力，发热症状就来了。

炎症还会导致子宫内膜中的腺体过度分泌黏液，再混合着病原体产生的垃圾、毒素和战死的细胞“士兵”，这下白带就异常增多了，而且味道还很难闻！炎症导致子宫内膜血管肿胀、充血，一旦碰上内膜脱落，血量就大了，就会出现月经量增多、经期延长的症状。

子宫内膜炎还会导致不孕。精卵结合孕育新生命，精子要穿过子宫，游进输卵管，邂逅卵子才能完成受精。但内膜炎患者的子宫可不是那么好穿越的，大量的精子会死于炎症因子和病原体产生的毒素，因此出现“受精难”。此外，炎症这场战乱会使得子宫内膜严重充血、水肿，导致受精卵着床难。就算好不容易受精成功，受精卵也无法站稳脚跟，无处安家，只能顺着子宫壁溜走。再者，即使突破千难万难，受精卵顺利安家，但是炎性因子和病原体产生的毒素还是会不断干扰胚胎的生长，难以站稳脚跟，容易导致流产。

如果子宫内膜炎没有得到及时治疗，炎症还会深度感染肌层组织，形成脓肿。这就很容易导致子宫肌炎、输卵管炎、卵巢炎及盆腔腹膜炎甚至是败血症。简直是无法无天，必须严惩。

## 六、妖“炎”惑众？我有妙招

尽管盆腔炎的症状五花八门，个体差异大，且没有明确的诊断标准，但是根据身体发出的信号加上我们面面俱到的检查手段，盆腔炎也是“手到擒来”。

### 1. 盘根问底见症结

感染盆腔炎一般的症状为腹痛、阴道分泌物增多，甚至有异常阴道流血的情况，除此之外，医生一般会仔细询问与发病相关的问题，如性生活史、有无外出游泳、泡温泉、盆浴等，别小看这些细节，对于诊断盆腔炎的作用是很大的，这个时候可一定要“老实交代”哟！

### 2. 由表及里初断“炎”——妇科检查

腹痛隐隐，自行网上搜索，各种疾病信息扑面而来，又听说要做妇科检查就避讳就医，吓得如坐针毡，惶惶不可终日，这是不是你呢？其实大可不必。妇科检查是女性一生中必须做的检查之一，因为它不需要多余的工具，一双医用手套以及一个被称作“鸭子嘴”的窥器和一双有经验的妇科医生的手便可完成。妇科检查的一部分由窥器完成，但窥器一向被“妖魔化”，我都替它感到“无辜”！小小的窥器能清楚看见阴道内部情况，如阴道黏膜的色泽，白带真实的量、颜色和性状以及宫颈的情况，可以帮助医生判断病情，窥器也是我们取阴道分泌物和宫颈细胞必不可少的“得力干将”。妇科检查包含的另一部分是双合诊触诊，“一会上床给你压一下”这是妇科检查时说的最多的话，医生会将一指或者两指放入阴道，另一只手在腹部配合检查，双手配合触摸子宫和附件位置，如果感到明显的疼痛，则说明可能盆腔受到炎症的波及。

### 3. 由浅入深探缘由——辅助检查

盆腔炎很狡猾，因为它可以表现在很多方面，如白带检查有好多小加号，抽血检查也能发现一片飘红的小箭头。当我们用超声和磁共振“拍照取证”的时候，如有脓肿、包块或者盆腔积液则一览无遗。当然还有能直接抓获“嫌疑人”的办法，就是腹腔镜探查术。相当于医生直接拿着“放大镜”来“查案逮人”，不管是你何方妖魔鬼怪，在腹腔镜下都可以将之“捉拿归案”。不过对于诊断盆腔炎来说，磁共振和腹腔镜这种高级的检查手段并不是必需的，医生会根据病情与当地医疗条件选择最合适的检查手段来诊断疾病。

小小盆腔，却装着各路“大佛”，哪位“大佛”都得罪不起，一定要爱护自己的身体，小肚子隐隐作痛，可能看似风平浪静，但其实盆腔里头已经波涛汹涌，暗藏杀机。所以一定要及时去医院就诊，让专业医生给你找到底是哪位“大佛”不高兴了，再对症下药才可以。

## 七、浅谈盆腔炎之“清扫”

“一屋不扫何以扫天下”，虽然盆腔只是身体局部，但是城门失火，池鱼必然要遭殃，如果不能及时处理，盆腔火势蔓延到各处，将产生一系列的破坏。所以，尽快地清扫、解除病灶才能还盆腔及周围组织一个太平盛世。主要的清扫手段有药物治疗、手术治疗、物理治疗以及日常养护。

### 1.启动常规疗法——药物治疗

“黑猫白猫，能抓老鼠的就是好猫”，对于急性盆腔炎这个机灵的“老鼠”来说，抗生素是最容易抓住它的“猫”，瞅准时机，合理用药，将病变扼杀在摇篮里，尽可能避免后续伤害的产生。如果没有及时、规范、有效的治疗，鼠群泛滥，四处搞破坏，就会导致一系列后遗症发生，有的人会无法怀孕，有的人会有慢性的、长期的腹痛，有的人即使怀孕也怀不到正常的位置上形成宫外孕，严重的会有各种致病菌进入血液，在血液中繁衍后代，引起全身感染，或更严重的产生脓肿可能使人休克甚至危及生命。

中医认为盆腔炎性疾病主要是由于月经期不注意卫生或同房不洁，或多次宫腔操作，或太过于劳累耗伤正气，以致寒、湿、热外邪乘虚而入，侵入人体，一路摸索着进入胞宫，外忧内患，纷扰不休，影响了原本正常的气血运行导致本病的发生。所以针对导致发病的原因给予清热解毒除湿、活血行气消癥的药物，调节全身气血运行，可以起到很好的作用。

中医治疗好处多，且听我来跟你说！

一说中医有优势，中西结合见本事。中西医结合对盆腔炎的治疗要优于单纯中药治疗，实现一加一大于二的理想状态。抗生素治疗虽然效果好，但是长期使用还是会或多或少对人体产生一定的不良反应，而且有些病菌适应了药物强度以后就升级成了加强版，不再害怕抗生素，使抗生素的效果大打折扣，而中药治疗的加入可以减轻不良反应，还能增加消炎止痛的能力、提高人体免疫力。

二说中医途径广，因人而异变花样。对于久治不愈的患者，由于长期的炎症反应而导致的荆棘丛生，全身给药时缺少畅通无阻的道路条件，无法在指定时间内将药物送达病所，所以全身给药可能就不是理想的方式，那么盆腔局部用药就不失为更优的方法。除了常见的中药口服，还有外用的局部用药，比如中药保留灌肠、中药外敷、中药针剂静脉点滴、中药足浴、针灸拔罐治疗、中药离子导入等方法，配合微波、小超声、红外线治疗等温热效应，可以促进局部病变环境血液循环，增加药效。

### 2.特殊情况特殊处理——手术治疗

身体病变与朝堂纷争一样，如果出现了紧急难处理的重大问题，不能徐徐图之者，要大刀阔斧地进行整改，给病变来一次彻底“扫黑除恶”——动个手术。动手术就要想尽办法彻底治愈，不给“残党余孽”死灰复燃的机会。

（1）紧急避险是常识——盆腔炎急性发作。输卵管是个管道，如果管道有积水或石头——囊肿，或者盆腔里有脓肿而且已经出现了高热、神志不清等严重全身症状，经过药物治疗2~3天后，包块没有变小，也没有退烧的趋势，而且还有突然的腹痛，为了防止脓肿破裂就要尽快进行手术治疗。

（2）拖拖拉拉不可取——慢性盆腔炎久治无效。盆腔炎久治不愈就会导致一些“残党余孽”流窜到各处，跑到哪里就可能破坏哪里的组织，造成炎性纤维化增生，像荆棘丛一样与周围的肠管、大网膜、子宫纠缠不清而形成炎性包块，如果不进行清理，包块就会越堆越大，继而导致急性炎性症状反复发作，及时手术，及时将荆棘丛拨开才能及时止损。

（3）交通堵塞——输卵管粘连性不孕。输卵管是精子先生和卵子小姐见面的唯一道路，盆腔环境常年失修，输卵管周围堆满废墟和蜘蛛网，将输卵管推挤与周围器官紧紧挨在一起，没了轻松宽敞的环境也失去了原本该有的功能，更有些“残党余孽”逃亡到“道路尽头”，在输卵管伞端展开殊死搏斗，对伞端造成了破坏，使道路闭锁，道路不通，精卵无法相遇而不能受孕。对于此类情况，解决道路问题是关键，可手术松解粘连或行输卵管造口术重新打开道路闸口，道路修补后行美兰通液术彻底进行清扫和检测，确保道路畅通且平坦。

（4）城门失守——宫颈宫腔粘连。宫颈是连接宫腔大城与外界的城门，是经血流出的关口，也是精子入城的要道。四处流窜的“残党余孽”有可能跑到此处，一路打打杀杀严重破坏宫腔城内的建筑，硝烟四起，废墟满地，让宫腔环境不再适合迎接新生命。如果炎症长期驻扎在宫颈口就可能会引起宫颈或宫腔粘连，导致城门闭锁，每月需要流往“城外”的经血无法顺畅排出而表现为月经量减少甚至闭经伴腹痛；宫颈这个城门被堵住，精子无法进入城内寻找卵子，进而引发不孕，遇到以上这些情况就要遵医嘱，行手术治疗。

### 3. 绿色疗法——物理疗法

盆腔炎的物理疗法有很多，西医中医的都有。中医药包主要选用活血化瘀的中药，通过加热以后放在盆腔局部的皮肤上，通过热传导进入宫腔，除此以外还可以把粗盐炒热或者把蜡烧熔化了，然后放在一个包内敷腹部或腰部起到改善局部血液循环的作用，还可以借助一些仪器来治疗，比如微波治疗、红光照射、半导体激光、中频电疗或离子导入，局部刺激，加速一些炎症垃圾的处理，改善盆腔的血流情况进而达到消炎消肿的目的。

#### 4.防病靠平时，养护要趁早。

（1）起居调理。保证充足的睡眠，避免过度劳累或紧张。适当锻炼、增强体质和免疫力。注意经期卫生，避免不洁性生活。保持会阴部清洁，治疗期间忌性生活、盆浴。

（2）饮食宜忌。多吃一些含蛋白质、热量与维生素较多的食物，少食辛辣、生冷等刺激性食物。同时，多喝水，每天保证摄入1500mL以上的水，以有效防止便秘，加快身体排毒。

（3）情志调摄。中医学认为不良情绪会影响五脏功能，怒气伤肝、思虑过度伤脾、恐惧伤肾，所以要放松情绪，保持良好心态，避免忧思多虑，减轻思想负担消除紧张焦虑情绪，正确认识疾病和树立战胜疾病的信心。

### 八、盆腔炎在生活中聚焦的问题

#### 1.盆腔炎是否影响性生活

由于盆腔炎发生与外源性感染有关，为了避免加重感染或复发，建议在治疗结束前不要有性生活，对于治疗结束后何时恢复性生活最好咨询医生，同时需要注意卫生，在同房前后清洁私处，避免不洁性生活引起炎症反复。

#### 2.盆腔炎影响怀孕吗

女性在患有盆腔炎以后，如果形成宫腔粘连、输卵管粘连等容易对精子和卵子的结合造成影响的后遗症，就会导致难以受孕；如果形成子宫内膜炎则会影响子宫内膜的容受性，精卵即使结合以后也难以着床或者着床不稳，造成难以怀孕、反复的自然流产或宫外孕的情况。

### 3. 盆腔炎是先备孕还是先治疗

如果盆腔炎引起输卵管阻塞、宫腔严重粘连等会引起不孕的情况，建议先以治疗为主，将输卵管疏通、宫腔粘连分解以后再进行备孕。但是如果没有引起输卵管的阻塞等，且症状相对比较轻的情况下是可以正常怀孕的，所以建议先备孕为主，等到怀孕以后进行严密的监测确认是宫内妊娠就可以了。

### 4. 盆腔炎需要住院治疗吗？要住多久

盆腔炎根据病情的严重程度决定是否住院，如果症状比较轻，则不需要住院治疗，如果在急性期腹痛症状明显，伴有发热，抽血发现白细胞大量增多等说明病情比较严重，为了防止病情进一步发展，是需要住院接受治疗的。具体的住院时间要看疾病具体的发展变化情况，保守药物治疗和手术治疗的时间肯定有所区别，配合医生好好治疗就可以了。

### 5. 盆腔炎可以根治吗

如果是急性盆腔炎的情况，及时发现、及时诊断、及时治疗的话大多数是可以根治的，但是慢性盆腔炎属于慢性病，致病原因复杂、迁延难愈、容易复发，诊断手段仍然没有完全统一的标准，是一种不能根治的疾病，对于现有症状积极对因处理，对于后续并发症，未雨绸缪做好预防。另外，患者需要自身适度清洁卫生，锻炼身体，提高免疫力。

### 6. 没有性生活也会得盆腔炎吗

虽然没有性经历的女性患病概率比有性经历的女性要低一些，但是也是会得盆腔炎的。因为盆腔炎的感染途径并不是只有通过性生活的传播，虽然好发人群是育龄期性生活活跃的女性，但是最常见的感染途径是病原体逆行感染，也就是说如果经期不注意卫生，游泳或泡温泉等感染了阴道炎，致病菌通过阴道、宫颈就会上行进入宫腔，蔓延形成盆腔炎。

### 7.B超显示盆腔积液怎么办

盆腔积液不等于盆腔炎。顾名思义，盆腔就像个“盆”，其内包含一个特殊的解剖部位，位于子宫与直肠之间的子宫直肠陷窝，是人体盆腹腔空间里的最低点。盆腔积液分为生理性和病理性。盆腹腔内的器官组织本身会生理性的分泌一些液体，如女性排卵后、月经期、早孕期等。这些液体积聚在子宫直肠陷窝内，也就是B超影像下看到的盆腔积液，大部分可自然消失。所以不是所有的盆腔积液都需要治疗。但如果盆腔积液过多，伴有腹痛、下腹坠胀、发热、阴道分泌物异常增多者，就要警惕，需及时就医。

# 主要参考文献

1. 李红. 宫血停颗粒治疗崩漏60例［J］. 河南中医，2013，33(8)：1278-1279.

2. 韩百灵. 百灵妇科［M］. 黑龙江人民出版社，1983.

3. 张素艳. 宫血停颗粒治疗功能性子宫出血90例［J］. 中医药学报，2002，30(6)：40-41.

4. 单敬文，马富伟. 宫血停颗粒治疗功能性子宫出血的临床研究［J］. 中医药学报，2000，28(3)：33-34.

5. 温娜，陆世海，唐志书，等. 红核妇洁洗液的应用研究概况［J］. 中国民族民间医药，2017，26(24)：54-56.

6. 王雪松，车庆明，李艳梅，等. 山楂核化学成分研究［J］. 中国中药杂志，2014，24(12)：739-740.

7. 叶磊. 山楂核干馏油抑菌及杀菌作用的研究［J］. 北京联合大学学报，2003，17(3)：48-51.

8. 李冀红，梅龙，卢朝辉，等. 红核妇洁洗液抗疮疡及抗菌作用研究［J］. 西北药学杂志，2015，30(5)：592-596.

9. 赵晶. 红核妇洁洗液治疗妊娠期外阴阴道假丝酵母菌病的疗效观察［J］. 甘肃医药，2012，31(6)：413-415.

10. 李彦玲. 红核妇洁洗液治疗妊娠期孕妇外阴阴道假丝酵母菌病的临床观察［J］. 中国医药指南，2017，15(21)：57-58.

11. 刘景春，张文萍. 探析康复炎胶囊治疗盆腔炎的临床效果［J］. 临床医药文献电子杂志，2017，4(23)：4493-4494.

12. 纪庆慧，赵宝恒. 替硝唑片联合康妇炎胶囊治疗慢性盆腔炎疗效观察［J］. 中西医结合心血管病电子杂志，2016，4(36)：46–47.

13. 李英邦. 康复炎胶囊联合抗生素治疗盆腔炎性疾病48例疗效观察［J］. 医学信息(上旬刊)，2011，24(4)：2091–2092.

14. 游良玉. 康复炎胶囊联合抗生素治疗盆腔炎性疾病56例的临床分析［J］. 吉林医学，2012，33(6)：74–75.

15. 董路. 康妇炎胶囊联合左氧氟沙星和甲硝唑治疗盆腔炎及人工流产术后患者的疗效观察［J］. 中国民康医学，2016，28(02)：24–25.

16. 陈怡，徐晓玉，叶兰，等. 三棱丸抑制大鼠子宫内膜异位症血管生成及VEGF，TNF–α 表达的研究［J］. 中国中药杂志，2008，33(3)：303–307.

17. 周庆玲. 米非司酮联合宫瘤消胶囊治疗子宫肌瘤的临床疗效分析［J］. 中国妇幼保健，2017，32(7)：1453–1455.

18. 朱晓兰，李洁明. 米非司酮联合宫瘤消胶囊对子宫肌瘤患者细胞因子和性激素水平影响研究［J］. 中国性科学，2016，25(4)：56–59.

19. 陈亚玲. 米非司酮联合宫瘤消胶囊对子宫肌瘤的临床效果［J］. 中国合理用药探索，2018，15(03)：23–25.

20. 孙香玲. 米菲司酮联合宫瘤消胶囊治疗子宫肌瘤患者的临床疗效分析［J］. 实用妇科内分泌杂志(电子版)，2017，4(32)：82+84.

21. 周艳，刘明珠. 宫瘤消胶囊对子宫内膜异位症气滞血瘀证血管生成机制的影响［J］. 中国实验方剂学杂志，2017，23(21)：200–205.

22. 姜虹，贺丰杰，朱虹丽，等. 宫瘤消胶囊对子宫内膜异位症大鼠异位内膜组织病理学的影响［J］. 现代中医药，2018，38(02)：87–89+92.

23. 赵涛，赵步长，施志军. 消乳散结胶囊治疗乳腺增生症的研究进展［J］. 中国医药指南，2015(3)：52–54.

24. 孙世君. 柴胡的药理学分析以及临床应用［J］. 中国医药指南，

2010，8(29)：210-211.

25. 黄伟晖，宋纯清. 当归的化学和药理学研究进展［J］. 中国中药杂志，2001，26(3)：3-7.

26. 董海玲，郭顺星，王春兰，等. 山慈菇的化学成分和药理作用研究进展［J］. 中草药，2007，38(11)：1734-1738.

27. 孟歌，张可杰，张明智. 夏枯草的化学成分和抗癌活性研究［J］. 西北药学杂志，2007，22(4)：211-213.

28. 欧阳勇. 白芍醇提液抗炎镇痛作用研究［J］. 数理医药学志，2008，21(5)：600-601.

29. 赵丽梅，袁秉祥，魏霞蓁，等. 天癸更年软胶囊对老年大鼠卵巢颗粒细胞凋亡的影响［J］. 中国药理学通报，2006(03)：317-320.

30. 刘波，袁秉祥，郭雄，等. 天癸更年软胶囊对老年雌性大鼠骨骼代谢影响的实验研究［J］. 中国中西医结合杂志，2006(02)：135-139.

31. 雷方，王振林，魏霞蓁，等. 天癸更年软胶囊对老年大鼠抗氧化作用的实验研究［J］. 天津中医药，2006，23(3)：237-239.

32. 赵璇，李媛洁，蔡艳艳，等. 天癸更年软胶囊对雌性老年大鼠脑NGF、BDNF、TrkA和TrkB表达的影响［J］. 中药材，2008，31(12)：1868-1872.

33. 苏联珍，魏霞蓁，陈东，等. 天癸更年软胶囊治疗女性更年期抑郁征60例［J］. 陕西中医，2007(07)：813-815.